영원히
가볍게 사는 법

영원히 가볍게 사는 법

초판 1쇄 인쇄 | 2024년 4월 5일
초판 1쇄 발행 | 2024년 4월 10일

지은이 | 신수림
발행인 | 안유석
책임편집 | 고병찬
교정·교열 | 하나래
디자인 | 오성민
펴낸곳 | 처음북스 출판등록·2011년 1월 12일 제2011-000009호
주소 | 서울 강남구 강남대로 374 케이스퀘어강남2 B2 B224
전화 | 070-7018-8812   팩스 | 02-6280-3032
이메일 | cheombooks@cheom.net
홈페이지 | www.cheombooks.net
인스타그램 | @cheombooks

ISBN | 979-11-7022-278-1   03510

다이어트 전문 한의사의 지속 가능한 체중 관리법 / **신수림** 지음

영원히
가볍게 사는 법

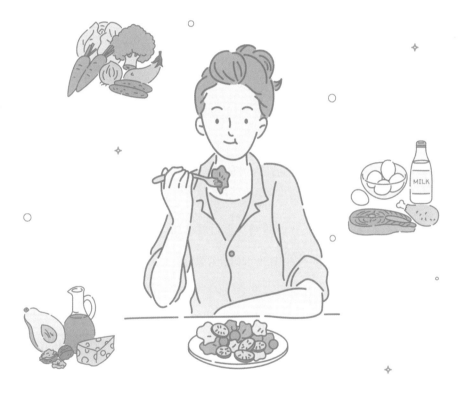

처음북스

어떤 이유로
다이어트를 하고 있나요?

저는 슬픈 영화를 보지 못합니다. 봉준호 감독님의 〈마더〉라는 영화를 볼 때였습니다. 어떤 장면인지 정확히 기억나지 않지만, 그 장면을 본 이후로 슬픈 감정이 마음속에 마구 차오르기 시작했습니다. 울음소리를 내지 않으려 손등과 허벅지를 찌르며 참고, 애써 다른 곳을 보고 다른 생각을 하면서 영화가 끝날 때까지 힘겹게 자리에 앉아 있었던 기억이 아직도 생생합니다. 이런 일이 그 뒤로도 몇 번 더 있고 나서는 아예 가슴 아픈 내용이 있는 것은 보지도 듣지도 않으려고 합니다. 하지만 제가 처음부터 이랬던 것은 아닙니다.

초등학생 때 아버지의 어머니, 그러니까 친할머니께서 중풍으로 쓰러지셨습니다. 사실 그땐 나이가 어려서 중풍이 어떤 병인지 잘 알지 못했습니다. 반신불수로 한쪽 팔다리를 쓰지 못하신다고 전해 들었지만 부모님께서는 어린 제가 충격을 받을까 봐 할머니 병문안도 데려가 주지

앉으셔서 더 와 닿지 않았습니다. 대신에 아버지께서 할머니 병간호를 다녀오시면서 가슴 아파하시는 것을 지켜봤어야 했습니다. 그리고 수년간의 투병 끝에 결국 할머니께서 돌아가셨을 때 아버지께서 자신을 세상에서 제일 몹쓸 불효자라며 자책하시는 것을 옆에서 봐야 했습니다.

한의대에 입학하고 나서는 외할머니께서 중풍으로 쓰러지셨습니다. 명절 때마다 맛있는 음식을 바리바리 챙겨 주실 만큼 정정하던 분께서 갑자기 움직이기는커녕 말씀도 제대로 못 하시는 모습이 너무 충격적이었습니다. '손녀딸이 한의사가 될 거라고 자랑스러워하시던 외할머니. 할머니께서 조금만 더 기다려 주셨으면 내가 한의사가 되어서 할머니 건강을 더 잘 챙겨드릴 수 있었을 텐데.'라는 생각도 들며 당장 아무것도 해 드릴 수가 없어서 너무 속상했습니다. 그리고 갑작스럽게 외할머니의 죽음을 맞이하게 된 어머니와 이모, 외삼촌들을 보고 정말 가슴이 아렸습니다.

외할머니와의 사별로 상심이 크셨던 것 때문인지 외할아버지께도 '혈관성 치매' 증상이 생겼습니다. 그리고 결국에는 마찬가지로 중풍, 뇌졸중으로 돌아가셨습니다. 이렇게 세 번의 죽음을 경험하면서 점점 슬픈 이야기를 듣고 보는 것이 힘들어졌습니다. 그리고 중풍이 얼마나 무서운 병인지 알게 되었고 중풍을 앓으시는 분과 또 그 가족들이 얼마나 고통받는지 뼈저리게 느끼게 되었습니다. 그래서 저에게 뇌졸중을 비롯해서 심뇌혈관 질환은 특별한 의미가 있습니다.

죽음을 부르는 심뇌혈관 질환 그리고 비만

뇌졸중은 크게 혈관이 막혀서 생기는 허혈성 뇌졸중(뇌경색)과 혈관
이 터져서 생기는 출혈성 뇌졸중(뇌출혈)으로 나뉩니다. 뇌경색보다는
뇌출혈로 인한 사망률이 높지만, 심각한 후유증은 뇌경색에서 더 많이
남는 경향이 있습니다. 후유증으로는 반신마비로 인한 감각과 운동장
애, 인지장애(치매), 언어장애 등이 있습니다. 이러한 후유증은 평생 남
기도 합니다. 더구나 뇌졸중은 재발률도 높아서 예방 및 관리가 굉장히
중요합니다.

뇌의 혈관에 생기는 혈관 질환이 뇌졸중이라면 심혈관에 생기는 질환
이 협심증, 심근경색, 부정맥입니다. 국내 사망 원인 2위가 심근경색이
고 5위가 뇌졸중이라고 할 만큼 심뇌혈관 질환은 생명과 직결되는 무서
운 병입니다. 그런데 과거에는 노인성 질환이라고 불렸던 심혈관 질환
과 뇌혈관 질환이 점점 20대, 30대에게서 급격하게 증가하고 있습니다.
이는 젊은 세대에서 고혈압, 당뇨, 고지혈증 그리고 비만 인구가 늘고
있는 것과 매우 밀접하게 연관되어 있습니다.

고혈압, 당뇨, 고지혈증이 있는 경우에 심뇌혈관 질환의 위험률이 높
아지며, 체지방률이 25~30% 이상인 과체중, 비만인 경우에 뇌졸중 발
병 위험도는 18.6%나 높아지고 비만은 심혈관 질환의 주요 위험 요인
이기도 합니다. 특히 비만일 경우에는 혈관 벽에 염증이 많아지고 이로
인해 심장 질환과 뇌혈관 질환의 위험도가 높아집니다. 그래서 심뇌혈

관 질환을 예방하려면 반드시 '염증 관리를 포함한 체중 관리'가 필수입니다. 이러한 이유로 저는 다이어트나 건강 관리를 위하여 한의원에 내원하는 모든 환자분께 혈관의 염증 여부를 체크할 수 있는 고감도 C-반응성 단백질 검사를 필수적으로 시행하고 있습니다.

C-반응성 단백질(CRP)은 동맥경화와 직접적인 관련이 있다고 알려져 심혈관 질환의 바이오마커로 주목받고 있습니다. 고감도 C-반응성 단백질 검사를 통해서 혈관 질환의 과거력이 없고 겉으로 건강해 보이는 성인 중에서도 심근경색이나 뇌졸중 등의 심혈관 질환의 발생률이 높은 사람을 선별해 낼 수 있고, 심혈관 질환이 이미 발병한 사람에게서는 그 예후를 예측할 수 있어 미국 질병통제예방센터와 미국 심장 협회에서는 CRP를 심혈관 질환의 위험도와 예후를 평가하는 데 사용하도록 임상 지침을 발표하기도 하였습니다.[1]

당신은 어떤 이유로 다이어트를 하고 계시나요?

그런데 다이어트를 하는 분 중에서는 건강을 위해서라기보다 겉모습 때문에 다이어트를 결심하는 분들이 더 많습니다. 2018년에 한국 성인 남녀 1,066명을 대상으로 한 설문조사에서는 건강 증진을 목표로 다이어트를 한다고 한 사람의 수가 13.8%밖에 되지 않았습니다(복수 응답인데도 불구하고). 또한 건강을 위해서 다이어트를 한다고 하더라도 정작 건강보다 체중계의 숫자에 연연하는 경우도 많습니다. 물론 미용상의 목적으로 다이어트를 하는 것이 무조건 나쁘다는 것은 아닙니다. 그렇지만 어쩌면 다이어트 시장은 날로 커지는데, 비만율도 계속 증가하고 있는 이유가 여기에 있을지도 모릅니다.

유통 업계에서는 2013년에 7조 원대였던 다이어트 산업 시장이 2018년 말에는 10조 원까지 성장한 데 반해, 국내 고도 비만 인구 비율은 2015년에 5.3%였던 것이 2030년에는 9%에 이를 것으로 추측하고 있습니다.[2] 그리고 한 연구에 따르면 다이어트를 시도한 7명 중 단 한 명만이 1년 뒤에 실제 감량에 성공하며, 100명 중 한 명만이 다이어트를 시작하고부터 1년이 지난 시점에 10kg 이상 감량에 성공한다고 합니다.[3]

놀랍지 않나요? 날이 갈수록 다이어트 신약과 새로운 다이어트 보조식품은 물론 최첨단 운동용품과 애플리케이션까지 출시되는데 왜 이토록 비만율은 줄어들지 않고 다이어트에 성공하는 사람 수도 적은 것일까요?

게다가 다이어트 보조제를 복용하고 난 뒤 소화 불량, 가려움, 어지러움, 배뇨 곤란, 가슴 통증 그리고 심지어 '체중 증가' 등의 부작용 신고 건수도 굉장히 많다고 합니다. 전문가들은 단기간에 급격하게 살을 빼려고 하는 것이 이런 부작용을 낳는다고 말합니다. 물론 맞는 말이라고 생각합니다. 그런데, 그뿐만 아니라 다이어트와 건강을 별개로 생각하는 것이 더 큰 문제입니다. 건강보다 체중이나 사이즈에만 목표를 두고 다이어트를 하다 보면 당장에는 그럴듯해 보이지만 장기적으로 봤을 때는 절대 원하는 바를 이룰 수 없는, 눈 가리고 아웅 하는 식의 다이어트 방법을 선택하게 될 가능성이 높기 때문입니다.

임시방편 다이어트?

심지어는 일부 의사들이 '당장에만 살이 빠지는 것처럼 보이는' 다이어트를 돕기도 합니다. 어떤 의사는 환자에게 음식을 씹기만 하고 다시 뱉으라고 했다고 하더군요. 환자를 제대로 진찰도 하지 않고 향정신성 식욕 억제제를 처방해 주면서 아예 굶으라고 하는 의사들도 있는 것은 이미 매스컴을 통해 많이 알려졌고요. 과연 그 의사들은 자신의 부모님, 아들, 딸들에게도 그런 다이어트를 시킬까요?

식욕만 줄이는 방식으로 다이어트를 한 분들은 당장에는 체중이 줄어들어 기쁠지 모릅니다. 하지만 다이어트가 끝난 뒤에 요요 현상이 생기는 것은 불 보듯 뻔한 일입니다. 원래 체중까지만 돌아오면 그나마 다행입니다. 보통은 이런 경우 인생 최고 몸무게를 경신하게 됩니다. 건강을 잃는 것은 두말할 것도 없고요. 만일 쉽게 살을 뺐던 기억을 잊지 못하고 똑같은 방법을 반복하게 된다면 건강은 건강대로 나빠지고 체중이 빠지는 폭도 점점 줄어들면서 요요 현상은 더 심하게 오게 됩니다. 그러니 이제는 아셔야 합니다. 건강하지 않은 다이어트는 진정한 다이어트가 아니라는 것을요.

진정한 다이어트란?

앞서 말씀드린 것처럼 비만은 뇌혈관 질환, 심장 질환을 일으키는 주요 위험 요인입니다. 그런데 동시에 고혈압이나 당뇨처럼 인체의 호르몬 조절 능력, 대사 기능, 세포 재생 능력 등이 떨어졌을 때 나타나는 증상이기도 합니다. 쉽게 이야기하자면, 건강이 나빠졌을 때 나타나는 증상 중 하나가 '체중의 비정상적 증가', 즉 비만입니다. 그래서 살이 갑자기 많이 찌면 허리나 발바닥이 아프고, 여드름이 나거나 팔다리가 저리기도 합니다. 이는 살이 쪄서 아픈 것일 수도 있지만 건강에 빨간불이 켜졌다는 뜻이기도 합니다. 그렇기 때문에 체중을 줄이려면 우선, 건강해져야 합니다.

과체중, 비만이라면 건강해지려고 노력하다 보면 체중이 저절로 줄어들게 됩니다. 그래서 너무 뻔하게 들리는 것들, 충분히 자고 영양이 균형 잡힌 식사, 규칙적인 식사를 하며, 적당한 신체 활동을 하는 것이 다이어트의 기본입니다. 기본기도 갖춰지지 않은 채로 닭가슴살을 먹으며 운동을 미친 듯이 하거나 아무리 유명하고 비싼 다이어트 제품을 활용해서 다이어트를 한들 궁극적으로는 내가 원하는 목표 지점에 도달하기 어렵습니다. 반면에 진정한 다이어트, 건강한 다이어트를 하면 체중만 내려가는 것이 아니라 내가 가지고 있던 불편한 증상들도 함께 사라집니다. 체중이 감량되면서 여드름도 줄어들고, 생리불순도 좋아지고, 밤마다 쥐가 나던 것이 사라졌다면 다이어트를 '잘'한 것입니다.

그리고 건강해지려고 노력하는 것이 당연한 것처럼 다이어트는 더 이상 '지금의 내 스타일을 유지할 것인가?', 아니면 '변화를 줘서 더 날씬해질 것인가?' 중에서 선택할 문제가 아닌, 건강을 위한 필수사항입니다. 체중 감량 이후에 그 상태를 유지하는 것, 비만을 예방하려는 노력도 마치 어린이들이 성장을 위해 잘 먹고 잘 자는 것처럼 반드시 해야 하는 일입니다. 돈을 잃는 것은 적은 부분을 잃는 것이고, 명예를 잃는 것은 인생의 많은 부분을 잃은 것이나, 건강을 잃는 것은 인생의 전부를 잃는 것이니까요.

이 책을 쓰기로 한 시점에 저는 또 한 명의 소중한 가족을 심근경색으로 잃을 뻔했습니다. 일을 우선으로, 건강을 뒷전으로 하시다 정말 인생의 전부를 잃을 뻔하신 아버지의 회복을 기원하며 이 책을 아버지께 바칩니다.

– 신수림 한의사

CONTENTS

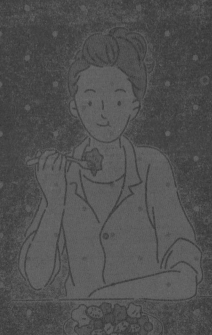

1장

다이어트는
선택이 아닌 필수다!

우리 몸을 위한 최고의 보약, 다이어트

다이어트를 하게 되면 건강해지는 거 아냐? 아닙니다! 정말 건강한 다이어트는 우리 몸을 위한 최고의 보약이 됩니다. 하지만 잘못된 다이어트는 차라리 안 했더라면 더 나았을 돈 낭비, 시간 낭비, 체력 낭비가 되기도 합니다. 먹을 것이 부족하고 교통과 인터넷이 발달하지 않았던 시절에는 살이 찌지 않게 먹고 대사증후군이 생기지 않게 습관을 교정하는 것이 일부 사람들에게만 해당되는 것이었습니다. 하지만 지금은 가만히 앉아서 원하는 것을 언제든지 먹을 수 있고 매일 새로운 맛있는 음식의 유혹이 넘쳐나는 탓에 스스로 건강한 다이어트에 깨어 있지 않으면 안 되는 사회가 되었습니다.

다이어트는 단순히 날렵한 턱선과 날씬한 몸매를 갖고 싶은 사람만 하는 것이 아닙니다. 현대인이라면 건강한 몸과 마음을 유지하고 질병을 예방하기 위해 해야 하는 생활의 일부입니다. 이 글에서는 제가 오랫동안 다이어트 진료를 하면서 환자분들을 통해 배운 것들 그리고 저의 개인적인 경험으로 얻은 것들을 바탕으로 건강한 다이어트가 우리 삶에 미치는 긍정적인 영향에 대해 이야기해 보고자 합니다.

면역 체계 강화: 바이러스와의 싸움에서 이기는 힘

코로나19와 같은 신종 바이러스는 언제 어떻게 또 유행할지 모릅니다. 독감의 유행 기간도 예전보다 길어졌습니다. 이런 때일수록 강력한 면역 체계를 갖고 있는 것이 중요합니다. 평소 영양소가 풍부한 식사를 하고 염증을 줄이는 생활 습관을 통한 건강한 다이어트는 우리 몸의 면역 체계를 강철같이 만들어 줍니다. 또한 이렇게 안정적인 면역 체계를 갖추고 있으면 알레르기 질환도 예방할 수 있습니다.

만성 질환 예방: 약 없이 장수하는 비결

건강한 다이어트는 만성 질환 예방의 첫걸음입니다. 당뇨, 고혈압, 고지혈증과 같은 만성 질환은 우리 몸을 조용히 파괴하는 침묵의 살인자입니다. 또 이런 질환은 한번 진단받으면 평생 약을 먹는 경우가 대다수입니다. 당뇨, 고혈압, 고지혈증이 불치병이라서 평생 약에 의존하는 것이 아닙니다. 이런 대사성 질환이 생기는 것을 예방하고 관리하는 방법을 제대로 알지 못해서 약을 먹는 경우가 훨씬 많습니다. 옳은 방향의 건강한 다이어트는 혈당 조절 능력을 향상시키고 혈압을 낮추며 콜레스테롤 수치를 개선할 수 있습니다.

체중 관리: 안정적인 체중을 유지하는 열쇠

체중은 건강 상태를 보여 주는 하나의 지표입니다. 건강한 사람은 항상 혈압이나 체온이 일정하게 유지되듯이 체중 역시 쉽게 흔들리지 않습니다. 특별하게 노력하지 않아도 일정하게 유지되던 체중이 흔들리는 순간 건강 상태에 빨간불이 켜진 것입니다. 이것은 적게 먹고 많이 움직이는 것으로 해결되지 않습니다. 체중을 흔들어 놓은 원인을 해결하는 건강한 다이어트를 통해서만 체중을 관리할 수 있고 비만과의 전쟁에서 승리할 수 있습니다. 그리고 체중에 대한 스트레스와 근심, 걱정, 불안에서 헤어 나올 수 있습니다.

심뇌혈관 질환 예방: 사랑하는 사람들을 지키는 힘

《황제내경黃帝內經》에서는 심장이 우리 몸의 군주이자 오장육부 장기의 대장이며 정신이 심장에서 나온다고 하였습니다. 그만큼 심장 건강을 잃으면 모든 것을 잃는 것입니다. 또 심근경색과 뇌졸중, 치매와 같은 심뇌혈관 질환은 전 세계 사망 원인 1위 질환입니다. 운 좋게 사망하지 않았다 하더라도 심각한 후유증을 남길 수 있어 삶의 질을 떨어뜨리고 내가 사랑하는 사람에게도 고통을 안길 수 있습니다. 그래서 모두가 가장 무서워하는 질환이기도 합니다. 건강한 다이어트는 심장의 부담을 줄이고 혈관을 튼튼하게 만들어 심뇌혈관 질환을 예방합니다. 100세 시대에 있어서 혈관 건강을 지키는 것은 나 자신을 포함하여 내가 사랑하는 사람들을 지키는 힘이기도 합니다.

신경 정신 건강 증진: 행복해지는 마법

건강한 다이어트는 뇌와 정신에도 긍정적인 영향을 미칩니다. 머리에 안개가 낀 것처럼 멍한 브레인 포그 증상을 없애고 피로감을 줄여 줍니다. 또한 집중력을 개선시키고 두뇌 활동을 원활하게 하며 기억력을 높입니다. 건강한 다이어트를 하는 사람은 스트레스에 대한 강한 저항력을 갖게 되어 힘든 상황에도 흔들림 없이 유연하게 대처할 수 있고 감정이 요동치더라도 머지않아 안정을 되찾습니다. 이런 힘은 불안 장애, 우울증, 공황 장애를 예방하고 극복하는 데 도움이 됩니다.

건강한 다이어트는 단순히 좋은 식습관을 넘어서, 우리 몸과 마음을 활력 넘치게 만드는 생활 방식입니다. 매일 보다 나은 선택을 함으로써 활기차고 자신감 넘치게 삶을 영위할 수 있고 꿈을 이룰 수 있습니다. 또 질병을 예방하여 병원비의 지출을 줄이는 최상의 재테크가 되기도 합니다. 이 책을 통하여 모두의 삶에 긍정적인 변화를 불러올 수 있는 영감을 제공하고자 합니다.

나에게 맞는 다이어트는 따로 있다?

타인에게 효과적이었던 다이어트 방법이 반드시 자신에게도 적합하다고는 할 수 없습니다. 진정으로 자신에게 맞는 다이어트 방법을 찾아내기 위해서는 자기 자신을 깊이 있게 이해하는 것이 매우 중요합니다. 이러한 깊은 자기 이해를 바탕으로 할 때만이, 개인에게 최적화된 다이어트 전략을 구성할 수 있습니다.

이와 관련해, 비만을 유발할 수 있는 대표적인 생활 습관 5가지를 소개하고자 합니다. 다이어트를 목적으로 의사의 진료를 받으러 오는 환자 10명 중 대략 9명이 이런 습관들과 어느 정도 관련이 있음을 발견할 수 있습니다. 이러한 습관들을 이해하고, 여러분 스스로 어느 유형에 속하는지 확인해 보는 것은 매우 중요합니다. 이를 통해 여러분은 자신에게 맞는 개선 방안을 모색하고, 더 효과적인 다이어트 계획을 수립할 수 있게 될 것입니다.

식사 불규칙형: 돌이 다 되어가는 아들을 독박 육아 중인 순자 씨

1년 전 출산을 하고 몸무게가 출산 전 체중으로 돌아오는 듯하다가 모유 수유를 끊고 나서 만삭 때의 체중으로 돌아가 버린 순자 씨. 순자 씨는 커피와 과자로 간단히 끼니를 때우다가 남편이 퇴근하고 난 늦은 저녁이 되어서야 제대로 된 식사를 합니다. 고강도 육아로 지친 심신을 달래기 위해 낮 동안에 먹고 싶었던 것을 폭식하고 거기다 맥주를 한 캔씩 곁들이다 보니 돌잔치를 앞두고 불어난 몸 때문에 고민입니다.

식사 시간이 불규칙한 경우, 특히 굶다시피 하다가 한 끼 정도만 제대로 된 식사를 하게 되면 보상 심리 때문에 그 한 끼가 폭식으로 이어질 가능성이 높습니다. 또한 오랫동안 에너지를 섭취하지 않고 활동하니 몸이 에너지 대사율은 떨어뜨리고, 남은 에너지를 지방으로 저장하려는 경향이 늘면서 점점 적게 먹어도 살이 찌는 몸이 됩니다.

해결책: 규칙적으로 제대로 된 식사를 할 수 있으면 좋지만, 그렇게 하지 못하는 경우에는 간단하게 먹더라도 에너지를 충분히 섭취해야 합니다. 과자보다는 샌드위치가 낫고 떡보다는 김밥이 좋습니다. 커피보다는 체질에 맞는 야채와 과일, 견과류, 두부 등을 갈아서 만든 주스가 에너지와 영양소를 훨씬 더 많이 공급해 줄 수 있습니다. 사실 마시면 끝나는 액체보다는 씹을 수 있는 고형식이 더 좋습니다. 그래서 삶은 계란과 야채 스틱, 견과류, 혹은 밥과 반찬으로 먹을 수 있으면 더 좋습니다. 그렇지만 그럴 수 없는 상황이라면 여러 영양소를 골고루 갖춘 주스나 셰이크라도 식사 때에 맞춰서 규칙적으로 먹으면 뒤에 제대로 된 식사를 할 때도 폭식을 할 가능성을 줄일 수 있습니다. 그리고 이렇게 에너지를 제때 섭취하면 몸이 대사율을 떨어뜨리고 지방으로 저장하는 비율을 높이는 것을 막을 수 있습니다.

영원히 가볍게 사는 법

스트레스 과다형: 회사 상사와 맞지 않아 힘든 동민 씨

새로 온 상사와의 마찰 때문에 부쩍 스트레스가 많아진 동민 씨. 회사에서 수고한 자신을 위해 퇴근 후 혼자 술잔을 기울이는 일이 늘어나고 술을 마시면서 늦은 밤에 과자나 빵, 떡볶이를 폭식하는 습관이 생겼습니다.

업무 중에도 스트레스를 받을 때 달콤한 음식이 당기는 몸이 되어 버렸습니다. 예전에는 아메리카노를 마셨지만, 이제는 바닐라 라테나 커피 믹스를 마시기 시작했고 점심 식사 후 디저트로 도넛을 사 먹는 것이 일상이 되었습니다. 그러다 보니 6개월 만에 체중이 10kg이나 늘었습니다.

이처럼 스트레스를 받으면 달고 자극적인 음식이 당깁니다. 바로 코르티솔이라는 호르몬이 분비되기 때문입니다. 그렇다고 해서 스트레스를 먹는 행위로 푸는 것이 반복되면 스트레스와 폭식 사이에 강한 연결고리가 생기게 된답니다. 그리고 이 연결고리를 풀고 습관을 고치는 것이 쉽지 않습니다.

> **해결책:** 스트레스를 적당한 운동과 취미생활 등 먹는 행위가 아닌 다른 방법으로 건강하게 관리해야 합니다. 사실 폭식을 하지 않더라도 스트레스 자체만으로도 내장 지방을 증가시킬 수 있기 때문에 평소에 스트레스를 잘 관리하는 것은 매우 중요합니다. 간식이 당길 때 물이나 몸에 좋은 차를 마시는 것이 대안이 될 수 있습니다. 그리고 식사를 할 땐 식단 구성이 '당류' 위주가 되지 않도록 주의해야 합니다. 단백질 그리고 야채, 몸에 좋은 지방의 섭취를 상대적으로 늘리면 당질 음식에 중독되는 것을 막을 수 있습니다.

수면 부족형: 프리랜서로 일하면서 수면 패턴이 바뀐 창진 씨

오랫동안 일하던 직장을 그만두고 프리랜서로 일하면서 낮과 밤이 바뀐 창진 씨. 점점 잠자리에 드는 시간이 늦어져 밤에 업무를 마치고 새벽 4~5시경에 잠들었다가 오전 11시쯤 일어나는 생활을 하면서부터 야금야금 체중이 늘어나더니 어느새 평생 보지 못했던 인생 최고 몸무게를 찍었습니다.

재택근무가 늘어나면서 창진 씨와 같은 경험을 하는 분들이 부쩍 늘었습니다. 우리 몸의 생체 시계는 해가 떠 있는 낮에 활동하고 해가 지고 난 뒤 밤에는 잠들게 내재화되어 있습니다. 이를 일주기 리듬(서카디언 리듬Circadian Rhythms)이라고 합니다. 그래서 수면 패턴의 변화는 몸의 대사 기능과 호르몬 조절 능력에 큰 영향을 미칩니다.

잠이 부족하면 낮 동안에 과식이나 폭식을 할 가능성이 높아진다는 이야기를 들어보셨을 것입니다. 또한 자정부터 4시까지 공복 상태이면서 수면 상태로 있어야 잠을 자는 동안 성장호르몬이 분비되고, 지방 대사도 이때 이루어집니다. 그래서 늦은 시간에 잠자리에 들면 지방이 분해되는 양이 줄어듭니다. 게다가 잠이 부족하면 코르티솔의 수치가 높아지고, 그로 인해 근육 단백을 분해해서 아미노산을 포도당으로 변환해서 사용하여 근육량이 줄어듭니다.

수면 시간이 절대적으로 짧은 분들과 수면 시간이 길더라도 잠자리에 드는 시각이 오전 2시 이후부터인 분들까지 모두 이 유형에 해당합니다.

영원히 가볍게 사는 법

해결책: 다른 어떤 다이어트 방법보다도 수면의 질을 높이는 것이 우선입니다. 이른 새벽에 다시 깨어나서 일을 하더라도 가능한 한 자정부터 오전 4시 정도까지는 잠들어 있는 것이 좋습니다. 만일 그렇게 할 수 없다면 시간대는 다르더라도 7시간 30분 정도는 충분히 숙면을 취하도록 노력하는 것이 좋습니다. 필요하다면 숙면을 돕는 베개, 침구, 조명이나 아로마 제품 등을 활용해도 좋습니다. 잠만 잘 자도 체중이 줄어듭니다.

영양 부족형: 식욕이 없어 간단히 끼니를 때우는 다정 씨

평소 먹는 것에 큰 뜻이 없고 식욕도 크지 않아 간단히 끼니를 대체하는 다정 씨. 심할 땐 하루 종일 제대로 된 식사는 하지 않고 젤리나 초콜릿, 빵, 커피로 허기만 달랩니다. 원래는 마른 편이었던 다정 씨는 30대가 되니 다른 사람들보다 먹는 양이 훨씬 적지만, 뱃살이 늘어나고 점점 식사를 해도 자주 체하거나 더부룩해서 고민입니다.

다정 씨와 같은 유형은 가장 억울한 유형입니다. 그런데 간단히만 먹다 보면 영양 부족이 생기기 쉽습니다. 과체중이거나 비만인 경우에 비타민A, 비타민C, 비타민E와 같은 항산화 영양소가 부족한 경우가 많습니다. 그리고 평소에 식이섬유의 섭취량이 부족한 경우에 장내에 유익균의 수가 부족해지기 쉽습니다. 이렇게 영양 불균형이 생기면 모순되게도 체중이 늘어납니다. 몸은 일단 많이 먹어서 필요한 영양소가 얻어걸리게 유도합니다. 또한 소모하는 에너지양을 줄이고 내장 지방을 축적해서 비상시에 쓸 에너지를 비축합니다.

해결책: 다양한 영양소를 골고루 섭취할 수 있게 건강한 식단을 짜는 것이 무엇보다 중요합니다. 필요한 경우에는 비타민제나 유산균과 같은 영양제를 먹

는 것도 도움이 되겠지만, 자연식품을 영양제로 완전히 대체하는 것은 불가능합니다. 특히 간단히 끼니를 때우다 보면 몸에 좋은 지방산, 식이섬유, 미량 영양소가 부족해지기 쉽습니다. 그러니 생선이나 아보카도, 견과류 등으로 몸에 좋은 지방산을 섭취해 주고, 소고기, 버섯, 브로콜리, 달걀 등으로 크롬이나 아연 등의 미량 영양소를 섭취할 수 있게 신경 써야 합니다. 그리고 식이섬유가 많은 야채를 매일 먹는 것이 좋습니다. 이러한 노력으로 평소에 먹던 것보다 먹는 양이 늘더라도 반대로 체중은 줄어드는 마법 같은 일이 생길 수 있습니다.

과식&게으름형: 많이 먹고 운동 부족인 준희 씨

식당에 가면 밥공기 두세 그릇은 기본으로 먹을 정도로 먹는 양이 많고 움직이지 않고 컴퓨터 게임을 하거나 TV, 핸드폰만 보는 준희 씨. 살이 찌면 찔수록 움직이는 것은 더 싫어져서 운동과 담쌓은 지 오래되다 보니 100kg을 넘겨서 맞는 옷이 없습니다.

많이 먹고 적게 움직이는 생활 패턴을 가지고 있다면 위염이나 역류성 식도염과 같은 소화기 문제 그리고 혈당 조절 장애를 비롯한 호르몬 저항성이 생겼을 가능성이 매우 높습니다. 게다가 고도 비만이라면 체내의 염증 수치가 높을 가능성도 있습니다. 이를 간과하여 단순히 먹는 양을 줄이고 운동량을 늘리는 방식의 다이어트를 하면 체중이 잘 빠졌다가 다이어트가 끝난 이후에 심한 요요 현상이 생기기 십상입니다.

> **해결책:** 과식하지 않게 식사량을 조절하고, 활동량도 당연히 늘려야 합니다. 하지만 여기에 더하여 흰쌀에 곤약, 현미, 콩 등을 넣어서 잡곡밥으로 먹고, 탄수화물보다는 단백질과 야채를 위주로 섭취하고, 평생 지속할 수 있을 만큼 규칙적인 운동 습관을 만들어 호르몬 저항성을 줄이기 위해 노력해야 합니다. 소화기계에 문제가 있거나 염증이 많다면 치료를 병행하는 것이 좋습니다.

살이 잘 찌는 체질이 존재한다?

체질적으로 살이 잘 찌는 사람들이 있습니다. 현대 과학에서는 장내 미생물 유형에 따라, 유전자에 따라 살이 잘 찌는 사람들이 있다고 합니다. 한의학에서는 예로부터 이를 체질로 구분했습니다.

세상에는 다양한 다이어트 방법이 존재합니다. 어떤 연예인은 낫토를 먹고 뺐다고 하고, 또 어떤 연예인은 클렌즈 주스로 뺐다고 합니다. 그리고 어떤 사람들은 고지방 저탄수화물 다이어트가 답이라고 하고, 어떤 사람들은 채식 다이어트가 정답이라고 주장합니다. 이러한 다이어트 방법은 모두 정답일 수도 모두 오답일 수도 있습니다. 체질에 따라 다르기 때문입니다. 본인에게 잘 맞는 다이어트 방법을 찾을수록 다이어트 성공률도 높아집니다.

살이 잘 찌는 체질과 살이 잘 찌지 않는 체질

우리 몸은 자율 신경에 의해 조절됩니다. 자율 신경에는 교감 신경과 부교감 신경이 있습니다. 교감 신경이 흥분하면 근육으로 혈류량이 증가하게 되고, 심장 박동이 빨라지면서 피부나 위장관에 있던 혈액이 뇌와 심장 쪽으로 쏠리게 됩니다. 갑자기 뒤에서 강도가 칼을 들고 쫓아온다고 상상해 보세요. 심박수가 급격하게 올라가는 것이 느껴질 것입니다. 뛸 듯이 아주 기쁠 때도 격하게 슬플 때도 교감 신경이 흥분합니다.

반대로 부교감 신경은 우리가 휴식을 취할 때 흥분하는 신경입니다. 부교감 신경이 흥분하면 심장박동이 느려지고, 식욕이 올라가고 눈이 풀어집니다. 또 소화액의 분비가 증가하고 소화와 흡수가 촉진됩니다. 한 달 휴가를 내고 하와이 해변가에 누워 있다고 상상해 보시면 될 것 같습니다.

사람은 8가지 체질로 나뉘고 체질에 따라 장기의 강약 대소와 자율 신경의 흥분 경향성이 다릅니다. 간과 담낭이 발달한 목양 체질, 목음 체질과 췌장, 위장이 발달한 토양 체질과 토음 체질은 이러한 부교감 신경이 잘 흥분하는 체질입니다. 부교감 신경이 잘 흥분할수록 에너지를 절약하고 미래를 위해 잘 저장하기도 합니다. 즉 부교감 신경이 잘 흥분되는 목양 체질, 목음 체질, 토양 체질, 토음 체질은 살이 비교적 잘 찔 수 있는 체질입니다. 반대로 교감 신경이 잘 흥분하는 금양 체질과 금음 체질, 수양 체질과 수음 체질은 상대적으로 살이 덜 찝니다.

체질에 따라 살이 찌는 이유도 다릅니다

체질에 따라서 살이 잘 찌는 이유가 다릅니다. 목양 체질과 목음 체질은 밥, 빵, 과일과 같은 탄수화물을 많이 먹으면 살이 잘 찝니다. 간에서의 영양분 흡수 그리고 지방으로의 전환 능력이 뛰어나기 때문입니다. 그리고 염분 섭취에 민감하며 몸이 쉽게 붓기 때문에 외식을 하거나 컨디션이 좋지 않으면 체중이 갑자기 오르기도 합니다. 또 하루 중에도 체중의 변화가 심한 경우가 많아서 오전 체중과 오후 체중이 1kg 이상 차이 나는 경우들이 종종 있습니다.

토양 체질, 토음 체질은 나이가 들수록, 소화장애가 있을수록 체중이 늘기 쉽습니다. 단 음식이나 매운 음식을 좋아하면서 혈당 조절 능력이 떨어지면 갑자기 살이 찌는 경우도 있습니다. 특히 과일과 빵, 떡볶이, 마라탕을 즐기면 식욕 조절이 쉽지 않습니다. 여성의 경우 다낭성 난소 증후군이나 자궁내막증이 생기면서 살이 함께 찌는 경우도 많습니다. 젊고 건강할 땐 아무리 먹어도 소화도 잘되고 살도 잘 찌지 않아서 마음 놓고 먹다가 나이가 들어서 갑자기 살이 찌는 경우도 토양 체질과 토음 체질에 많습니다.

금양 체질과 금음 체질, 수양 체질과 수음 체질은 앞서 말씀드린 바와 같이 교감 신경이 잘 흥분하는 편이라 목양 체질, 목음 체질, 토양 체질, 토음 체질에 비해서 비만이 적습니다. 하지만 이 체질들도 살이 찔 수 있습니다. 또 이 체질들이 살이 찔 땐 부교감 신경이 잘 흥분하는 체질이 살이 찔 때보다 훨씬 더 건강 상태가 좋지 않을 가능성이 높습니다.

금양 체질과 금음 체질은 특히 밀가루 음식과 유제품을 좋아하면 부종이 늘면서 살이 찝니다. 수양 체질과 수음 체질은 소화기가 약한 편이라서 원래 소식을 해야 하는데 과식을 일삼거나 밀가루 음식과 찬 음료수를 즐기면 대사 순환 능력이 떨어지면서 살이 찔 수 있습니다.

체질별 다이어트 방법

체질에 따라 다이어트 방법도 달라집니다. 우선 목양 체질, 목음 체질, 토양 체질, 토음 체질은 부교감 신경 흥분을 줄이고 교감 신경 흥분을 자극할 수 있게 땀을 내는 운동을 하면 식욕 조절이 쉬워지고 살도 잘 빠집니다. 반신욕이나 족욕도 도움이 됩니다. 그리고 체질에 맞는 단백질 섭취를 충분히 하는 것이 좋은데 목양 체질은 소고기와 닭고기, 목음 체질은 소고기와 돼지고기, 토양 체질과 토음 체질은 돼지고기와 생선, 조개가 좋습니다.

반면에 교감 신경이 잘 흥분하는 금양 체질, 금음 체질, 수양 체질, 수음 체질은 얼마나 건강을 증진시켜 장기들이 순환, 대사 기능을 정상적으로 되찾는지에 따라 다이어트의 성패가 결정됩니다. 이 체질들은 땀을 많이 내는 격한 운동을 할수록 건강을 잃게 됩니다. 운동으로는 수영이나 가벼운 산책 정도가 좋고 필라테스나 요가도 괜찮습니다. 체질에 맞는 식단 관리가 중요한데 수양 체질과 수음 체질은 닭가슴살이 잘 맞고 고추와 파, 양파와 같은 열성 향신료를 즐기고 항상 음식을 따뜻하게 먹는 것이 좋습니다. 반면에 금양 체질과 금음 체질은 닭고기가

영원히 가볍게 사는 법

체질에 맞지 않습니다. 단백질 음식으로 생선이나 오징어, 조갯살을 활용하는 것이 좋고 신선한 잎채소를 항상 같이 먹어야 몸이 많이 피로해지지 않고 지방 대사도 잘 됩니다.

다이어트는
유지까지 해야 성공이다

●

다이어트의 종착점은 과연 어디일까요? 우리가 목표로 하는 체중에 도달했을 때일까요? 우리가 꿈꾸던 44 사이즈의 옷을 마침내 입게 되었을 때일까요? 아니면 우리가 버킷리스트에 올려놓았던 완벽한 몸매의 프로필 사진을 찍고 나서일까요? 오랜 시간 동안 다이어트를 성공하기 위해 매진해 온 만큼, 이제 그 모든 노력을 뒤로하고 평범한 일상 생활로 돌아가고 싶다는 간절한 바람이 매우 크게 느껴질 것입니다.

그러나, 이 순간을 다이어트 성공으로 확신하기에는 아직 이르다고 할 수 있습니다. 만약 다이어트의 성공이 이런 순간들로만 정의된다면, 우리가 자주 언급하는 '요요 현상'은 발생하지 않을 것이고, 체중 감량 후 그 상태를 유지하는 것이 어렵다는 말도 나오지 않을 것입니다. 실제로, 체중 감량 후에도 그 결과를 지속적으로 유지하는 것은 많은 이

들에게 큰 도전이 되곤 합니다.

1등 다이어터조차 피할 수 없었던 요요 현상

미국에서 다이어트로 화제가 되었던 프로그램이 있습니다. 살을 가장 많이 뺀 참가자에게 상금을 주는 〈The Biggest Loser〉라는 이름의 리얼리티 쇼였습니다. 그런데 이 프로그램에 참가했던 사람들 대부분이 수년 뒤에는 요요 현상을 겪고 있었으며 그중 몇몇은 심지어 그 프로그램에 참가하기 전보다 더 무거워졌다는 기사가 뉴욕타임스[4]에 실리면서 전 세계적으로 또다시 화제가 되었습니다. 시즌 8 우승자였던 대니 카힐 씨조차 요요 현상을 경험하고 있었습니다.

대니 카힐 씨는 프로그램에 참가할 당시에 150kg 정도의 고도 비만이었지만 프로그램이 끝날 때는 86kg까지 감량하여 많은 다이어터들에게 꿈과 희망을 줬습니다. 어떻게 대니 카힐 씨는 성인 한 명 몸무게에 맞먹는 64kg 정도를 감량할 수 있었을까요?

〈The Biggest Loser〉 프로그램에서는 하루에 7시간 정도를 운동하게 하였습니다. 대니 카힐 씨는 운동으로 하루에 약 8,000~9,000칼로리 정도를 태웠다고 합니다. 운동을 하면서 땀으로 나가는 전해질을 보충하기 위해 전해질 보충제를 먹었고, 이전보다 적은 칼로리를 섭취하였다고 합니다.

1등의 영광을 안고 집으로 돌아가서도 그는 다이어트를 멈추지 않았습니다. 대니 카힐 씨는 하루에 0.5kg을 빼겠다는 결심으로 약 3,500칼로리를 태우는 것을 목표로 하였고, 직장도 그만두었다고 합니다. 매일 아침 5시에 일어나 러닝머신을 45분 뛰고 아침 식사로 계란 하나 흰자만 두 개, 자몽 반 개와 발아 식빵 한 조각을 먹었습니다. 그리고 다시 45분을 러닝머신 위에서 뛰고 40분간 휴식을 취하고 14km 정도의 거리를 자전거를 타고 스포츠 센터에 가서 두 시간 반을 운동을 하고 다시 집으로 자전거를 타고 돌아와서 점심으로 구운 닭가슴살과 브로콜리 한 컵, 아스파라거스 10대를 먹었습니다. 또한 한 시간 휴식을 취하고 다시 스포츠 센터로 가서 운동을 했다고 합니다. 낮 동안 목표한 칼로리를 다 태우지 못하면 저녁을 먹고서도 다시 스포츠 센터에 가서 운동을 하였고, 깜깜한 한밤중에 운동을 할 때도 있었다고 합니다.

대니 카힐 씨는 사상 최고의 다이어터로서 강연도 시작하였고, 4년간은 115kg 미만으로 체중을 유지하기 위해 하루에 2~3시간씩 운동하였다고 합니다.

그런데 예전 직장으로 돌아가면서 체중도 다시 예전처럼 돌아가기 시작했습니다. 몸무게가 점점 올라서 120kg에 육박하자 그는 다시 예전처럼 식이요법과 운동을 시작하였고 체중이 내려가는 듯 보였으나 결국 프로그램이 끝나고 6년쯤 지난 시점에 133kg까지 올라가게 되었습니다.

다이어트 때문에 다시 다이어트를 해야 하는 상황에 처한 사람들

〈The Biggest Loser〉에 참가한 참가자들을 연구한 전문가들은 요요 현상의 원인을 크게 두 가지로 지목했습니다. 첫 번째는 다이어트를 하는 동안 그들의 신진대사 속도가 너무 느려져서 예전과 똑같이 움직여도 다이어트 후에는 오히려 몸에서 칼로리를 태우는 양이 줄어들어 버린 것이었습니다. 대니 카힐 씨는 그와 같은 체중의 다른 남성들보다 800칼로리나 덜 태우는 몸이 되어 버렸다고 합니다. 대니 카힐 씨 말고도 〈The Biggest Loser Season 8〉에 참가한 다른 참가자들 역시 동일한 사이즈의 다른 사람들보다 하루에 태울 수 있는 칼로리양이 수백 칼로리씩 줄어들어 있었습니다. 즉 프로그램에 참가해서 살을 빼기 전보다 지금은 더 적게 먹고 더 많이 운동해야 체중을 유지할 수 있는 몸이 되었다는 것입니다.

그리고 두 번째 이유는 다이어트가 끝난 뒤에 렙틴 호르몬의 양이 곤두박질쳐서 다이어트를 하기 전보다 훨씬 더 배고픔을 많이 느끼게 되었다는 것입니다. 대니 카힐 씨는 과자를 몇 개만 먹으려고 봉지를 열었는데 5개까지 먹은 다음부터는 기억이 나지 않으나 어느새 한 봉지를 다 먹어 버린 자신을 발견한 적이 있다고 하였습니다. 결국 그들이 요요 현상을 겪게 된 것은 필연적이었고 칼로리를 태우는 양을 늘리고 칼로리를 섭취하는 양을 줄여서 하는 다이어트는 유지하기가 어렵다는 것을 보여 주었습니다.

유지를 잘하려면 뺄 때 잘 빼야 한다!

그렇기 때문에 유지를 잘하고 싶다면, 지나치게 활동량을 늘리고 먹는 양을 줄이는 방법은 지양해야 합니다. 다이어트 기간에는 매일 3시간씩 운동할 수 있다고 하더라도, 다이어트 기간이 지난 이후에도 매일 3시간씩 또는 그 이상으로 운동할 자신이 없다면 운동량을 반드시 줄여야 합니다. 다이어트를 할 때 식단이 9할, 운동이 1할이라고들 말합니다. 운동은 건강을 유지할 정도면 충분합니다.

식단 조절을 할 때도 내가 다이어트가 끝난 이후에 섭취할 칼로리양을 꼭 고려해서 식단을 짜야 합니다. 아침으로 계란 2개, 점심으로 고구마 하나, 저녁은 건너뛰면서 다이어트를 했는데 다이어트가 끝난 뒤에 칼로리 섭취를 늘리면 다이어트 전보다 훨씬 더 많이 찔 수밖에 없습니다. 그렇다고 해서 계속해서 저열량 식단을 이어나갈 수도 없습니다. 과식하거나 폭식하는 것은 주의하되 다이어트를 할 때도 다이어트가 끝난 뒤 평소에 섭취해야 하는 칼로리량만큼 섭취해야 합니다. 대신 식단의 내용과 구성을 건강식으로 바꾸는 것이 현명합니다.

체중을 감량하는 속도도 중요합니다. 프로그램에 참가했던 참가자들의 대부분이 체지방과 함께 렙틴 호르몬을 잃었으며 그 외의 식욕과 관련된 호르몬에도 변화를 겪었습니다. 체중이 급격하게 감량되면 몸에서는 이것을 '이상 현상'으로 인식합니다. 그리고 우리의 의지와는 별개로 다시 원래 체중으로 돌아갈 수 있게 호르몬 분비 방향에 변화를 일으킵니다.

이 때문에 체중을 급격하게 감량할수록 이후에 배고픔을 훨씬 많이 느끼게 되고, 다이어트를 반복할수록 폭식을 하는 경향이 늘게 됩니다.

영원히 가볍게 사는 법

말 그대로 정신을 놓고 눈앞의 음식을 다 먹어 치워 버리는 자신을 발견하게 됩니다. 이를 방지할 방법은 뇌가 알아차릴 수 없게 천천히 감량하는 것입니다. 의학계에서는 건강하게 체지방을 감량하는 속도를 '0.5kg/1주'라고 봅니다. 마음은 한 달에 10kg씩 빼고 싶더라도 그리고 할 수 있을 것 같아도, 멀리 내다보면 꼭 참고 천천히 빼는 것이 결국 많이 빼는 길입니다.

다이어트에 성공한 당신! 이제 프로유지러가 되어 보자

다이어트가 끝났다고 생각되는 순간, 체중계의 숫자가 내가 기다리고 기다리던 숫자로 바뀌었을 때! 그때부터 사실상 ROUND 2가 시작됩니다. 물론 다이어트를 할 때와 똑같은 생활은 어려울지 모릅니다. 그렇지만 내 체중이 빠질 때든 늘 때든 '변화'가 생기는 이유는 바로 당신이 변화했기 때문입니다. 다이어트를 할 때 '운동'과 '식이요법'만 했다고 생각할지 모르지만, 사실 자세히 들여다보면 생각보다 많은 변화가 있었을 것입니다. 예를 들어, 아침을 꼭 챙겨 먹고, 야식을 줄이고, 음주하는 횟수를 줄이는 것처럼 말입니다. 그리고 그 변화들이 시너지를 내서 당신을 목표 체중까지 이끌고 갔을 겁니다.

그런데 다이어트가 끝났다고 해서 다시 예전의 습관대로 돌아간다면 체중도 돌아가 버리는 것은 불 보듯 뻔한 일입니다. 체중을 감량하였다 하더라도 나는 똑같은 사람이니까요. 그렇기 때문에 체중을 유지할 때도 아침을 챙겨 먹고, 야식과 음주를 예전보다는 줄인 상태로 유지해야 합니다. 운동하는 양도 유지할 때를 고려하여 조절하였으니 계속해서 그만큼 이어나가면 됩니다. 식사량도 마찬가지로 칼로리 섭취량은 비슷하게 유지하되 구성은 좀 더 유연하게 바꿀 수 있습니다(식단에 대해서는 3장에서 자세하게 설명해 두었습니다).

뇌는 일정한 체중을 유지하기 위해 호르몬을 이용하여 칼로리 소모량과 섭취량을 조절합니다. 우리가 일주일 동안 식도락 여행을 하거나 5일간 설사병을 앓아서 체중이 잠시 변했더라도 다시 원래 체중으로 돌아가는 것도 바로 이 때문입니다. 이렇게 뇌가 유지하려는 체중을 '세트 포인트 체중'이라고 합니다. 그런데 이 세트 포인트 체중이 요요 현상을 생기게 하는 원인이기도 합니다. 체중이 줄어들었다면 다시 이 체중이 세트 포인트 체중이 될 수 있게 유지해야 합니다. 이 기간이 1년이 될 수도, 2~3년이 될 수도 있습니다.

야속한 말일 수 있지만, 체중을 유지하려는 노력은 계속되어야 합니다. 아무리 오랫동안 체중을 유지하였다고 하더라도 예전의 습관, 체중이 늘도록 만들었던 생활 패턴으로 돌아간다면 다시 체중이 늘 수밖에 없습니다. 반면에 건강한 생활 습관을 유지하면서 1년 이상 체중이 2~3kg 이상 크게 요동치지 않게 잘 유지하였다면 조금 더 안심해도 될 것입니다. 그때 비로소 그간의 다이어트가 성공적이었다고, 이제 '프로 유지러'가 되었다고 말할 수 있을 것입니다.

영원히 가볍게 사는 법

잠깐! 변화와 개선을 위한 5가지 단계

❶ 숙고 전 단계: 기존의 행동을 바꿀 의도가 전혀 없는 단계
❷ 숙고 단계: 삶의 일부 영역에서 변화를 시도할 필요성을 자각하지만, 아직 변화를 실행할 생각이 없는 단계
❸ 준비 단계: 문제를 교정하기 위해 조치를 취하는 단계
❹ 실행 단계: 삶을 개선하기 위해 행동을 적극적으로 수정하는 단계 – 다이어트 기간이 여기에 해당
❺ 유지 단계: 과거의 행동을 새로운 행동으로 대체하고, 변화로 얻은 새로운 행동을 유지하는 단계 – 프로유지러가 되는 단계

출처: 마이크 베이어 《베스트 셀프》

우리는 지금
어떻게 먹고 있을까?

        질병관리청에서는 국민의 건강 및 영양 수준을 파악하기 위해 2007년부터 매년 국민건강영양조사를 실시하고 있습니다. '국민건강영양조사 제9기 1차년도(2022년)'[5] 자료를 바탕으로 우리 식생활의 현 주소는 어디인지 살펴보겠습니다.

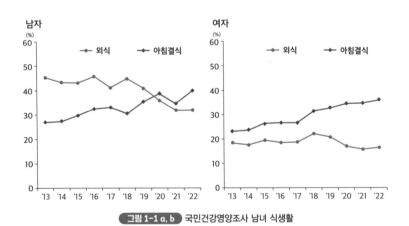

그림 1-1 a, b 국민건강영양조사 남녀 식생활

우선 남성이 여성보다 외식하는 비율이 높고 아침 식사를 거르는 비율도 높은 것으로 보입니다. 특히 코로나19의 영향 때문인지 남성과 여성 모두 2019년부터 외식의 비율이 줄어들었는데 반면에 아침 결식 비율은 최근 더 높아졌습니다.

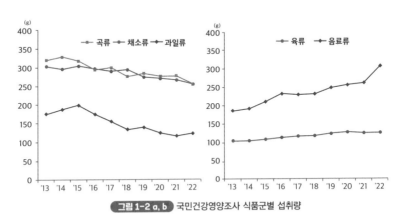

그림 1-2 a, b 국민건강영양조사 식품군별 섭취량

곡물과 채소류의 섭취는 해가 갈수록 줄어들고 있습니다. 과일도 줄어들다 2022년도에 약간 반등하는 것이 보입니다. 반면에 육류와 음료류의 섭취율은 늘고 있는데 특히 음료류의 섭취율이 최근 급등했습니다.

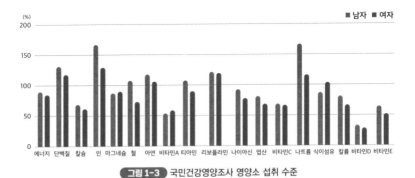

그림 1-3 국민건강영양조사 영양소 섭취 수준

남성과 여성 모두 단백질과 인, 나트륨 섭취량은 섭취 권장량 이상으로 섭취하고 있습니다. 특히 남성의 경우 인과 나트륨 섭취량이 과도하게 많습니다. 참고로 가공식품의 섭취가 많으면 인과 나트륨 섭취도 많아질 수 있습니다. 반면에 남성과 여성 모두 칼슘과 비타민A, C, D, E 그리고 엽산, 칼륨 섭취가 부족한 것으로 보입니다. 특히 여성의 경우 남성에 비해 철 섭취량이 적었습니다.

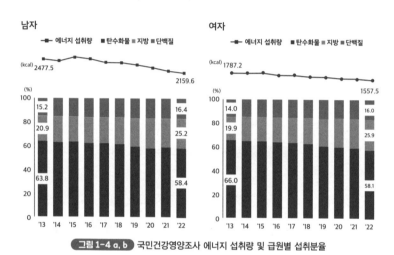

그림 1-4 a, b 국민건강영양조사 에너지 섭취량 및 급원별 섭취분율

총에너지 섭취량은 남성과 여성 모두 2015년부터는 감소하고 있습니다. 그리하여 현재 권장 에너지 섭취량보다 오히려 적게 섭취하고 있는 있는 상황입니다. 에너지원으로는 3대 영양소 중 탄수화물은 2013년부터 꾸준히 감소하고 있고 지방과 단백질의 비율은 꾸준히 늘고 있습니다.

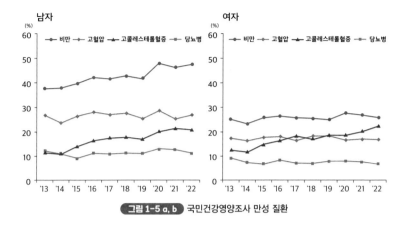

그림 1-5 a, b 국민건강영양조사 만성 질환

그럼 이런 식생활의 변화가 가져온 만성 질환 유병률 추이는 어떠할
까요? 안타깝게도 비만 인구는 10년 전보다 늘었고 특히 남성의 비만율
은 2020년에 급증하였습니다. 고콜레스테롤혈증 역시 남성과 여성 모
두 증가하였습니다. 이를 통해 우리의 현재 식생활에 개선이 필요하다
는 것을 깨달을 수 있습니다.

다이어트는 '골고루' 먹어야 한다

TV나 인터넷을 보면 몸에 좋다고 하는 음식이 많습니다. 나한테 필요할 것 같은 식품들을 하나둘 사 모으다 보면 하루에 먹을 양이 오히려 밥보다 더 많아지기도 합니다. 심지어 우리나라에서 잘 나지 않는 것은 해외 직구를 해서라도 구해 먹기도 합니다(허준 선생님이 동의보감을 만든 게 무색하게도요). 그런데 정작 환자분들의 식습관을 체크해 보면, 영양 섭취를 얼마나, 어떻게 해야 하는지에 대해서 제대로 알고 계시는 분들이 많지 않습니다. '몸에 좋은 것'들을 좇는 분들일수록 기본적인 식생활 수칙들이 지켜지지 않고 있는 경우가 많아 보일 때도 있습니다. '특별한 것'들에만 집중하다 보니, '기본적인 것'들이 도리어 소외되는 것입니다.

미국 보건복지부는 5년 주기로 최신 영양 연구 결과를 바탕으로 식단 지침을 발표합니다. 이는 과학적 근거를 바탕으로 한 식습관 형성을 통해 국민 건강을 증진시켜 생산성을 향상시키고 의료비 감소를 통해 사회 경제적 비용을 감소시키기 위한 미국 정부의 노력입니다. 학교 급식부터 국가 기관 내 식당 메뉴, 식품 라벨 등 미국 내 공중 보건과 관련되는 모든 분야가 이 식단 지침을 따릅니다. 게다가 영양학계와 의료계를 비롯한 다양한 전문가들이 참여하여 5년마다 새롭게 만들기 때문에 세계 각국의 식단 지침 개발에 있어서도 모범과 기준이 되기도 합니다. 물론 이 식단 지침이 가장 이상적인 식단의 모습을 보여 주는 것은 아닙니다. 대신 건강하게 살기 위해서 최소한으로 지켜야 하는 기본적인 원칙을 볼 수 있습니다. 여기에서는 미국 보건복지부가 발표한 2015~2020 식단 지침[6]을 기준으로 어떻게 먹어야 하는지에 대해서 이야기해 보고자 합니다.

골고루 드세요

어렸을 때 식탁 앞에서 부모님께 가장 많이 듣는 말이 바로 '골고루 먹어야 한다'라는 말이 아닐까요? 미국 정부에서 발표한 식단 지침의 핵심 권고사항 또한 '골고루 드세요'입니다. 딱히 편식하는 음식이 없으니 식탁 위(혹은 내 접시 안)에 있으면 가리지 않고 먹으니 골고루 먹고 있다고 생각한다면 다시 보셔야 합니다. '골고루 먹는 것'은 단순히 편식하지 않는 것을 뜻하는 것이 아닙니다. '골고루'에는 다음 6가지를 포함해야 합니다.

1. 다양한 야채

2. 과일(특히 통과일)

3. 곡물(단, 반 정도는 통곡물로 섭취)

4. 우유, 요거트, 치즈, 강화 콩 음료를 포함한 무지방 혹은 저지방 유제품

5. 해물, 정육, 가금류, 계란, 콩과 식물, 견과류, 씨앗류, 콩 제품을 포함한 다양한 단백질 식품

6. 오일류

어떠신가요? 한 끼 식단으로 이 6가지를 골고루 먹고 있나요?

골고루, 얼마나 먹어야 할까?

1. 야채

하루에 총 2컵 반 이상을 섭취해야 합니다. 껍질 콩을 한 컵 먹으면 시금치처럼 부피가 큰 채소는 담았을 때 한 컵의 양을 기준상 1/2컵이라고 생각하시고 더 많이 섭취하는 것이 좋습니다.

2. 과일

하루 2컵이 권장량입니다. 생과일이나 주스는 그대로 생각하시고 건포도처럼 말린 과일은 담았을 때 1/2컵이 기준상 한 컵에 해당한다고 생각하시고 적게 먹는 것이 좋습니다.

3. 곡물

식빵 한 장이 1 단위, 현미밥 1/2컵이 1 단위라고 했을 때, 하루에 6단위를 섭취하는 것이 좋습니다. 단, 그중 반 이상이 통곡물이 되도록, 반면에 정제된 곡물이 절반 이하가 되도록 합니다.

4. 유제품

가장 작은 사이즈(1개 85g)의 떠먹는 요구르트 8개, 체더 치즈 6장 정도까지 섭취합니다.

5. 단백 식품

큰 계란 한 개를 1단위, 땅콩버터 1티스푼을 1단위, 호두 1/2 줌을 1단위, 강낭콩 1/4컵을 1단위, 돼지고기 110g 정도를 1단위라고 봤을 때, 하루에 5.5 단위 분량(약 155g)을 섭취하는 것이 좋습니다. 그중 해산물로 한 주에 226g, 고기나 계란, 가금류로 한 주에 740g, 견과류나 씨앗류, 콩류로 한 주에 140g 정도를 섭취하도록 권장하고 있습니다.

6. 오일류

오일류는 하루 27g 섭취합니다.

제한해야 하는 음식들

골고루 먹더라도 제한해야 하는 음식들이 있습니다.

1. 설탕이 포함된 음식은 10% 미만으로 드세요.

2. 트랜스 지방도 10% 미만으로 드세요.

3. 나트륨은 하루에 2,300밀리그램 이하로 섭취하세요.

4. 술을 드신다면, 여성의 경우 대략 하루 한 잔, 남성의 경우 하루 두 잔까지만 드세요.

이렇게 드셔 보세요

다음은 미국 식단 지침에 나오는 아침, 점심, 저녁의 식단 예시입니다. 설탕과 나트륨, 트랜스지방의 섭취 제한을 지키면서도 영양소를 고루 섭취할 수 있는 식단입니다. 이 식단대로 먹어야 건강해진다는 뜻이 아닙니다. 우리가 흔히 이야기하는 비만을 유발하는 서구식 식사, 베이글과 샌드위치, 스파게티로 식사를 하더라도 어떤 음식을 어떻게 곁들여 먹으면 그리고 몸에 나쁜 것은 얼마나 제한하면 더 건강하게 먹을 수 있는지 참고하면 됩니다.

●나트륨 ■ 포화 지방 ▲첨가당 / 나트륨 함량이 매우 낮은 식품은 미표시

메뉴	총량
베이글, 피넛버터, 바나나 ● ■ ▲ – 통밀 베이글 ● – 크림상 땅콩 버터 ● ■ ▲ – 바나나	– 반 개 – 2테이블스푼 – 1개
우유와 설탕을 넣은 커피 ■ ▲ – 우유 ■ – 설탕 ▲	– 1/4컵 – 2티스푼
무지방 딸기 요거트 ● ▲	– 8온스

표 1-1 미국의 아침 식단 지침 예시(약 726칼로리)

영원히 가볍게 사는 법

메뉴	총량
참치 샐러드 샌드위치 양상추 & 마요 ● ■ ▲	
– 통밀 식빵 ● ▲	– 2장
– 참치(통조림) ●	– 2온스
– 마요네즈 ● ■	– 2티스푼
– 잘게 썬 셀러리	– 2테이블스푼
– 양상추	– 1장
– 당근	– 아기 당근 4개
– 건포도	– 1/4컵
저지방 우유 ● ■	– 1컵

표 1-2 미국의 점심 식단 지침 예시(약 507칼로리)

메뉴	총량
스파게티, 미트볼 ● ■ ▲	
– 스파게티	1컵(익힌)
– 스파게티 소스 ● ▲	1/4컵
– 잘게 썬 토마토(소금 무첨가)	1/4컵
– 미트볼 ● ■	3개
– 파마산 치즈 ● ■	1테이블스푼
저지방 우유 ● ■	– 1컵
가든 샐러드 ● ■ ▲	
– 혼합 채소	– 1컵
– 오이	– 3조각
– 아보카도 ■	– 1/4컵
– 병아리콩(저염 통조림) ●	– 1/4컵
– 슈레드 체더치즈(저지방) ■	– 3테이블스푼
– 랜치 드레싱 ● ■ ▲	– 1테이블스푼
사과	– 반 개
물	– 1컵

표 1-3 미국의 저녁 식단 지침 예시(약 761칼로리)

· 다이어트할 때 꼭 챙겨야 하는 미량 영양소 5가지 ·

많은 분이 '영양실조' 혹은 '영양 부족'이라는 단어를 보면 후원을 기다리는 먼 나라의 비쩍 마른 아이들을 떠올릴 것입니다. 그렇지만 지금, 이 글을 읽고 있는 당신도 영양실조일 수 있다고 생각해 보신 적 있나요? '영양실조'는 인체가 정상적인 생장과 건강을 유지하기 위해 필수적으로 공급받아야 하는 영양소가 한 가지라도 부족하거나 과잉일 때의 상태를 뜻합니다. 후진국이나 전쟁이나 자연재해로 기근을 겪고 있는 나라에서는 단백질 섭취나 절대적인 칼로리 부족이 많습니다. 반면 개발도상국 이상의 나라들에서는 특정 영양소의 과영양이나 부족으로 인한 영양실조가 더 많습니다.

실제로 2007년부터 2015년까지 국민건강 영양조사에서 서울 시민을 대상으로 연구한 결과, 서울 시민의 약 10% 정도가 에너지 · 지방을 과잉 섭취하고 있었습니다. 그 비율은 남자가 여자보다 많았으며 특히 19~29세 성인에게서 높게 나왔습니다. 또한 약 7% 정도의 시민이 영양 부족이었는데, 그 비율은 남자보다 여자에게서 높았고, 특히 12~18세 청소년과 19~29세 성인에서 높았으며 소득 수준이 낮은 군에서 특히 높게 나타났습니다. 영양 부족으로 나타난 시민들에게서 섭취량이 부족했던 영양소는 칼슘, 철, 비타민A, 리보 플라빈 같은 미량 영양소였답니다.

미량 영양소? 그게 뭔데?

탄수화물, 단백질, 지방으로 구성되는 '3대 영양소'는 익히 들어 보셨을 겁니다. 3대 영양소는 우리 몸을 구성하는 영양소 중 에너지원으로 쓰이는 영양소들입니다. 그리고 여기에 비타민과 무기질과 같이 에너지를 내지는 않지만, 우리 몸의 대사 작용이나 신경전달 등 여러 가지 활동에 꼭 필요한 영양소들을 합쳐 5대 영양소라고 부릅니다.

탄수화물이나 단백질, 지방은 하루 권장 섭취량이 100g 이상인 대량 영양소이지만, 비타민과 미네랄은 하루에 필요한 양이 mg(밀리그램)이나 μg(마이크로그램,

백만 분의 1그램)이기 때문에 '미량 영양소'라고 부릅니다.

아무리 필요량이 적은 미량 영양소라 하더라도 섭취가 부족하면 체내에서 대사나 화학반응 등이 정상적으로 일어나지 않습니다. 심지어 몸의 4%를 구성하는 성분이기도 해서 절대 간과해서는 안 되는 중요한 영양소입니다. 또한 미량 영양소가 부족해도 살이 찌거나 당뇨나 심혈관 질환의 위험률이 높아집니다. 하지만 다이어트를 할 때 단백질 섭취에만 신경 쓰다 보면 놓치기도 쉽습니다. 물론 모든 비타민과 미네랄이 중요하지만, 다이어트할 때 특히 신경 써야 하는 대표적인 미량 영양소들을 알려 드리겠습니다.

크롬

크롬은 인체의 당과 지질, 콜레스테롤과 단백질의 대사에 관여하는 중요한 영양소랍니다. 크롬이 인슐린의 작용을 활발하게 만들어 혈당을 낮추는 역할을 하기 때문에 크롬이 부족하면 당뇨병이 생길 가능성이 증가합니다. 또한 크롬이 중성 지방과 나쁜 콜레스테롤을 감소시키는 역할도 하여 크롬이 부족하면 동맥경화증이 생길 가능성이 높아집니다. 어떤 연구에서는 미국인의 90%가 크롬 결핍이라고 할 정도로 정제 탄수화물이나 가공식품을 많이 먹는 사람들에게 부족해지기 쉬운 영양소입니다.

크롬이 풍부한 음식: 소고기, 돼지고기, 버섯, 바지락, 달걀노른자, 완두콩, 브로콜리, 아몬드, 땅콩, 파래김 등

비오틴

비타민H 혹은 비타민B7이라고도 부르는 비오틴은 지방과 단백질의 대사에 필요한 물질입니다. 장내 균에 의해 합성되는데 비타민C를 합성하는 데에도 관여하여 건강한 피부와 모발을 유지하게 하고, 탈모를 예방합니다. 크롬과 마찬가지로 비오틴이 부족하면 인슐린 저항성이 생긴다는 연구 결과가 있습니다. 또한 비오틴이 결핍되면 몸에 습진이 생기거나 피로감이 심해집니다.

비오틴이 풍부한 음식: 달걀노른자, 통곡물, 생선, 견과류, 콩류, 간, 과일 등

아연

아연은 콜레스테롤의 축적을 감소시키고 인슐린의 합성과 분비에 필요한 물질입니다. 전립선이나 생식 능력에도 관계되며, 아연이 부족할 경우에는 혈당 조절이 어려워지거나 면역력이 떨어지고 손톱에 흰 점이 생기기도 합니다. 당뇨나 심장병이 생길 가능성도 높아지며, 비만인 사람에게 혈중 아연 농도가 더 낮았다는 연구 결과도 있습니다.

| **아연이 풍부한 음식:** 소고기, 돼지고기, 닭고기, 맥주 효모, 호박씨, 달걀, 새우 등

마그네슘

마그네슘은 에너지 생성과 대사 과정에서 중추적인 역할을 하는 필수 미네랄입니다. 이는 또한 식욕을 조절하는 중요한 호르몬인 렙틴의 분비에도 영향을 미치며, 식욕 조절 능력이 비정상적인 상황에서 마그네슘 보충은 이상적인 식욕 조절로 이어질 수 있는 개선 효과를 가져올 수 있습니다. 게다가, 근육의 수축 및 이완 작용에 필수적이며, 신경 전달 과정에도 중요한 역할을 하는 마그네슘은 그 결핍 시, 일반적으로 피로감이 증가하거나 다리에 경련이 발생하는 증상을 유발할 수 있습니다. 이러한 증상들은 마그네슘의 부족을 시사하는 명확한 신호일 수 있습니다.

| **마그네슘이 풍부한 음식:** 바나나, 녹색 채소, 해조류, 견과류, 우유, 콩, 시금치 등

비타민E

비타민E는 지방질의 산화를 방지하는 강력한 항산화제입니다. 그래서 세포의 노화 작용을 막는 역할을 하면서 혈액의 응고를 막고 피로감을 줄여 줍니다. 비타민E가 부족하면 인슐린 저항성이 생겨 당뇨병 발병 위험이 높아진다는 연구 결과가 있습니다.

| **비타민E가 풍부한 음식:** 녹색 잎채소, 브로콜리, 양배추, 시금치, 감자, 콩 등

이외에도 비타민D나 알파 리포산, 코엔자임 Q10이 부족하면 비만이나 당뇨 등의 대사 증후군을 야기할 수 있습니다.

미량 영양소 섭취 시 주의해야 할 점

미량 영양소는 '미량'이라는 말 그대로 하루에 필요한 양이 매우 적기 때문에, 대부분의 건강한 사람들은 자연식품을 골고루 먹는다면 영양제로 따로 보충하지 않아도 됩니다. 비타민과 미네랄이 풍부한 야채나 과일, 가공되지 않은 육류나 생선, 견과류 등을 자주 먹는다면 그것만으로 충분합니다.

만일 영양제로 섭취한다면 미량 영양소는 과잉 섭취했을 때에 부작용이 생길 수 있기 때문에 과잉 섭취하지 않도록 주의해야 합니다. 자연식품으로 먹을 땐 과잉 섭취로 인한 부작용이 잘 생기지 않지만, 영양제로 먹을 경우 부작용이 생길 수 있습니다.

채식을 하는 주로 하는 사람은 곡물류에 함유되어 있는 피탄산이라는 물질이 아연의 흡수를 방해해서 아연이 결핍되기 쉽습니다. 그래서 영양제로 따로 먹는 경우가 많은데 아연을 과잉 섭취하면 구역감이나 설사를 일으킬 수 있습니다.

마그네슘은 신장 기능이 정상이라면 하루에 6,000mg까지 복용해도 독성이 없다고 알려져 있습니다. 하지만 과량으로 복용하면 설사를 할 수 있습니다.

비타민E는 과잉 섭취했을 때 비타민K의 흡수를 방해해서 출혈이 있을 때 지혈이 잘되지 않을 수 있습니다.

비오틴은 장 건강이 유지될 때 부족해지기 어려운 영양소이지만, 장 내 환경이 좋지 않은 경우 비오틴의 합성이 제대로 이루어지지 않습니다. 그래서 평소에 신선한 야채나 통곡물로 식이섬유를 자주 섭취하여 장 내 유익균이 잘 활동할 수 있도록 환경을 만들어 주는 것이 좋습니다.

2장

지속 가능한 다이어트의 시작, 음식 중독에서 벗어나라!

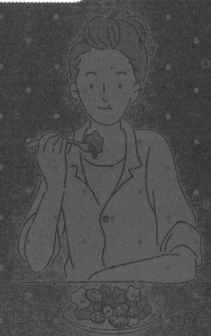

약물 중독과 같은
음식 중독

마약 김밥, 마약 떡볶이, 마약 쿠키 등등
우리는 맛있는 음식을 표현할 때, '마약'이라는 단어를 자주 사용합니다.
붕어빵 안에 '붕어'가 없듯이, 마약 김밥 안에도 실제로 '마약' 성분이 들
어 있는 것은 아니지만, 정확히 표현할 수는 없는 묘한 맛에 계속 손이
갑니다. 그런데 실제로 음식도 마약처럼 중독될 수 있습니다.

중독[中毒] : 술이나 마약 따위를 계속적으로 지나치게 복용하여 그것이 없이
는 생활이나 활동을 하지 못하는 상태

좋아하는 것 VS 중독
'중독'은 어떤 물질 혹은 어떤 행동에 의존성이 생겨서 스스로를 조절
하기 힘든 상황에 쓰이는 단어입니다. 내성이 생기거나 금단 증상이 생

기는 충동 조절 장애도 중독에 해당합니다. 중독의 종류에는 알코올 중독, 약물 중독, 도박 중독, 인터넷 중독 등이 있습니다. 그리고 지금 이야기해 드릴 음식 중독이 있습니다.

중독은 '습관'이나 '기호'가 아닙니다. 물론 처음에는 그것을 좋아해서, 습관처럼 하다가 시작되었을 수 있습니다. 하지만 '중독'은 '질병'입니다. 감기에 걸렸을 때 내가 그만 아프고 싶다고 해서 금방 낫는 게 아닌 것처럼, 어떤 것에 중독이 되어 버리면 정말 내 몸에 문제가 생겨서 내 의지대로 조절이 되지 않습니다.

중독은 뇌에 생기는 질병

그러면 도대체 어디에 문제가 생긴 것일까요? 그곳은 바로, 뇌입니다. 뇌 중에서도 특히 보상 회로와 관련이 있습니다. 보상 중추라는 곳에 어떤 자극을 받으면 도파민이라는 물질이 분비되면서 기분이 좋아집니다. 뇌는 도파민이 더 분비되기를 원하고, 그리하여 자극을 더 원하게 되는데, 자극이 계속되어 도파민 수치가 올라갈수록 그 보상 회로라는 것은 점점 더 강화되어 도파민이 더 많이 분비되길 원하게 됩니다. 정상적인 뇌라면 극도의 쾌감을 느낀 뇌가 글루타메이트와 같은 신경전달물질을 분비시켜 쾌감을 차단하고 진정시키지만 중독에 빠진 뇌는 글루타메이트 분비가 제대로 되지 않습니다. 결국 끊임없이 그 자극을 더 갈망하게 되는 것입니다. 이와 관련하여 유명한 실험이 있습니다. 1950년대에 이루어진 제임스 올즈의 쥐 실험입니다. 쥐의 머릿속에

영원히 가볍게 사는 법

전극을 심어 두어, 레버를 누르면 보상 중추가 활성화되게 만들었더니 그 쥐는 물 마시는 것, 먹이를 먹는 것도 마다하고 계속 레버만 누르다 죽음에 이르게 되었습니다.

그런데 이러한 보상 중추를 자극하는 것은 그게 약물이 됐든, 도박이 됐든, 혹은 음식이 됐든 간에 모두 같은 기전으로 작용합니다. 그렇기에 그게 무엇이든 일단 '중독'이 되면, 스스로 헤어 나오기 힘듭니다. 심지어 음식도 마찬가지입니다. 물론 모든 음식에 쉽게 중독되는 것은 아닙니다. 샐러드 중독, 당근 중독, 시금치 중독은 들어본 적이 없지 않나요? 쾌감을 느끼기 쉬운 음식은 자극이 강한 음식, 특히 당분이 많은 음식입니다. 탄수화물 중독처럼 말입니다. 빵이나 떡, 케이크, 탕후루 같은 단순당은 체내에 빠르게 흡수됩니다. 그만큼 먹고 나서 쾌감도 빠른 속도로 느껴져 강력한 자극이 되고 계속 먹고 싶은 충동을 유발합니다.

탄수화물이 아니더라도 특정 음식에 의존하는 경향이 강하다면, 음식 중독을 의심해 볼 수 있습니다. 그 음식을 먹을 때면 내가 생각했던 것보다 더 많은 양을 먹게 된다든지, 배가 고프지 않더라도 그 음식을 찾는다든지, 그 음식은 배가 아플 때까지 먹는다든지, 그 음식을 끊거나 줄이면 불안해지거나 짜증이 많아지는 등 금단 증상이 생긴다면 말이죠. '예일 음식 중독 척도Yale Food Addiction Scale'[7]을 통해 스스로 음식 중독자인지 확인해 볼 수 있습니다.

아이러니하게도 본인에게 체질적으로 해로운 음식일수록 중독되기 쉬운 경향이 있습니다. 예를 들어 고추, 파, 양파와 같은 향신료가 몸에 해로운 토양 체질은 도리어 매운 음식에 중독되어 있는 사람이 많습니다. 그런데 토양 체질은 심장과 위장이 모두 강한 편인 데다 두 장기가 가까이에 위치해 있어서 속에 화가 생기면 심장과 위장이 모두 흥분하면서 식욕이 쉽게 늘고 스트레스를 먹는 것으로 푸는 습관이 생기기 쉽습니다. 여기에 매운맛까지 좋아하면 처음에는 고춧가루로 시작하지만 점점 내성이 생기면서 청양고추, 마라, 심지어는 캡사이신을 음식에 잔뜩 넣어서 먹기도 합니다.

매운 음식이 몸에 잘 받으면 그나마 다행이지만, 토양 체질은 매운맛에 훨씬 더 크게 영향을 받습니다. 가슴이 타들어 가거나 속이 쓰리고, 설사를 하기도 합니다. 하지만 이런 매운맛에 중독되어 있으면 내 몸이 어떻게 되든 간에 일단 뇌에서 느끼는 쾌감만 추구하게 됩니다. 점입가경으로 몸이 건강을 잃을수록 해로운 음식은 더 당깁니다. 중독이 될수록 건강이 나빠지고, 그럴수록 더 그 음식을 먹고 싶은 충동이 강해지고(뇌에서 그렇게 시키고), 그렇게 헤어 나올 수 없는 굴레로 빠져들게 됩니다. 자기가 죽어가는 줄도 모르고 계속해서 레버만 눌렀던 쥐처럼 말입니다.

음식 중독 치료 5단계

중독을 인지하고 받아들이기

먼저 그 음식에 중독되었다는 사실을 인지하는 것이 중요합니다. 중독이 된 상태에서는 '이제 안 먹어야지.'라는 정도의 결심만으로는 절대로 헤어 나올 수 없습니다. 특히 안 먹겠다는 부정형의 결심은 오히려 그 음식에 대한 갈망만 커지게 만듭니다. 대신 내가 중독되어 있는 음식을 분명하게 인지하고 이후로는 그 음식이 먹고 싶어질 때마다 그것이 '배고픔'이 아니라는 것을 상기해야 합니다. 진짜 배가 고픈 것이라면 꼭 그 음식이 아닌 다른 음식으로도 배가 채워질 것입니다. 이 점을 스스로 깨달아야 그 음식에 대한 충동이 느껴질 때마다 그 음식으로 직행하지 않을 수 있습니다.

스트레스 관리 방법을 찾아라

음식 중독은 스트레스와 연관성이 높습니다. 스트레스를 받으면 코르티솔과 아드레날린이 분비됩니다. 싸우거나 도망갈 수 있게 만드는 몸의 반응입니다(투쟁-도피 반응fight or flight response). 원시 시대였다면 맹수가 날 잡으러 올 때 있는 힘껏 달려서 도망치면 코르티솔과 아드레날린이 사그라들었을 것입니다. 그렇지만 현대인들은 보통 가만히 앉아 있는 상태에서 지속적으로 스트레스를 받는 경우가 많습니다. 몸을 던져 싸우거나 도망갈 곳이 없어 스트레스 반응이 종결되지 않습니다. 그로 인해 만성 스트레스가 되고 여러 가지 문제를 일으킵니다. 그중 하나가 음식 중독입니다.

그래서 운동이 가장 좋은 스트레스 관리법입니다. 싸우거나 도망갈 때 몸을 쓰듯이 운동을 하면 스트레스 호르몬이 줄어들고 세로토닌과

도파민 수치는 올라갑니다. 짧은 시간이더라도 주기적으로 운동을 하면 신경전달물질 수치가 잘 조절되고 보상 회로가 건강해져서 자극에 대해서 보상 회로가 쉽게 강화되지 않습니다. 즉 중독을 일으킬만한 유혹에 노출되어도 쉽게 중독되지 않습니다. 내가 중독되어 있는 그 음식이 먹고 싶어질 때마다 운동을 하는 것도 좋은 중독 치료 방법입니다.

건강한 전전두엽 만들기

보상 회로는 전전두엽과 밀접하게 관련되어 있습니다. 전전두엽은 이성적인 판단에 관여합니다. 전전두엽이 건강할수록 보상 회로가 쉽게 강해지지 않아 중독의 위험이 줄어듭니다. 대신 적당히 기분 좋고 생기 넘치는 것에서 그치도록 스스로를 조절할 수 있습니다. 독서와 명상은 전전두엽을 활성화하고 강하게 만드는 데 도움이 됩니다.

또 건강한 전전두엽을 만들려면 몸이 건강해야 합니다. 특히 수면의 양과 질이 떨어질수록 음식 중독이 발생할 확률이 높아집니다. 수면 시간이 부족하거나 자더라도 자꾸 깨거나, 혹은 낮과 밤이 바뀌어 있으면 스트레스 호르몬인 코르티솔의 양이 밤에 떨어지지 않아서 야식을 찾게 됩니다. 또 식욕 조절 호르몬인 렙틴 호르몬과 그렐린 호르몬 분비에 부조화가 생겨 식욕이 늘어나고, 특히 탄수화물 음식이 먹고 싶어집니다. 그렇기 때문에 하루 6~7시간 이상 충분히 잠을 자고 규칙적인 수면 패턴을 유지하는 것이 중요합니다.

감정이 아닌 감각에 집중하기

이런 노력에도 중독에 빠진 그 음식을 먹게 되었다면 감정이 아닌 내 몸이 느끼는 감각에 집중해 보시기 바랍니다. 보통 중독을 일으키는 음식은 배가 너무 불러서 터질듯한 통증을 유발하거나 메스꺼움, 두통, 어지러움, 설사 등을 유발합니다. 몸이 호소하는 그 불편한 감각에 귀를 기울여 보시기 바랍니다. '내가 이 음식을 먹으면 이렇게 불편하구나'라고 인지하고 성찰할수록 그 음식을 먹고 싶은 생각이 자연스럽게 줄어듭니다. 혹여나 뒤에 다시 먹는 일이 생기더라도 이전처럼 맛있게 느껴지지 않고 쾌감이 줄어듭니다. 그 음식이 내 몸에 위협이 된다고 인지할수록 내 몸을 보호하기 위해 그 음식을 피하려는 본능도 생기기 때문입니다. 상한 음식을 보면 역겨운 것과 마찬가지입니다.

건강한 음식 가까이하기

신선하고 가공되지 않은 자연식품을 가까이할수록 음식 중독에서 벗어나는 데 큰 도움이 됩니다. 평소에 설탕이나 과당이 들어간 단 음식, 염도가 높은 짭짤한 음식 그리고 청양고추나 캡사이신이 들어간 매콤한 음식 등 자극이 강한 음식을 가까이하면서 음식 중독에서 헤어 나오겠다고 하는 것은 알코올 중독인 사람이 매일 술집에 드나드는 것과 똑같습니다.

냉장고와 집 안 구석구석이 그런 음식들로 가득하다면 과감하게 생채소와 생과일, 가공되지 않은 육류와 해산물, 통곡물 등으로 바꿔 보시기 바랍니다. 주변에 좋은 사람들만 있어야 좋은 영향을 받듯이, 좋은 음식을 가까이하면 건강에 도움이 됩니다.

음식 중독 치료제, 야채

●

야채가 '자연 보톡스'라는 말을 들어보
신 적이 있을 겁니다. 야채만 잘 먹어도 파이토케미컬의 항산화 작용과
해독 작용으로 훨씬 젊어질 수도 있습니다. 또 야채는 미량 영양소와
항산화 성분이 많아 비만을 비롯한 대사 증후군 예방과 관리에 중요한
식품입니다. 평소에 야채를 가까이하면 음식 중독에서 벗어나기도 쉬
워집니다. 하지만 주의를 기울이지 않으면 놓치기 쉬운 것이 야채 섭취
입니다. 한식이 건강식이고 한국 사람들은 야채나 과일을 많이 먹는다
는 인식이 있습니다. 하지만 정말 그럴까요?

2011년 국민건강 영양 조사 4기 자료를 토대로 한 연구[8]에 의하면
한국인 10명 중 무려 9명이 채소와 과일 섭취가 부족하다고 합니다. 세
계보건기구WHO는 건강을 위해서 하루에 400g 이상의 야채나 과일을 먹
도록 권고하고 있습니다. 그렇지만 한국인은 이의 절반에도 못 미치는

수준으로 야채와 과일을 섭취하고 있습니다.[9] 그마저도 채소 섭취의 40%는 김치를 통한 것[10]이어서, 배추나 마늘, 양파 같은 하얀색 채소만 집중적으로 섭취하고 있습니다.

오늘 점심은 한식을 먹었으니 야채를 충분히 먹었다고 생각하시나요? 미국 보건복지부에서 2015년 12월에 발표한 '2015-2020 식단 지침'[11]을 기준으로 야채를 어떻게, 얼마나 먹어야 하는지 이야기해 보겠습니다.

어떤 종류를 섭취하는 것이 좋은가?

검푸른색, 붉고 노란색, 콩과(콩, 완두콩), 전분성 등의 모든 종류의 야채를 다양하게 섭취하는 것이 좋습니다.

야채에는 식이 섬유, 칼륨, 비타민A, 비타민C, 비타민K, 마그네슘, 비타민E, 엽산, 티아민, 나이아신 등 아주 많은 영양소가 들어 있습니다. 그런데 채소군마다 서로 다른 영양소들이 상대적으로 더 많이 들어 있기 때문에 한 가지 종류에 치우치지 않게 여러 가지 야채를 섭취하도록 권하고 있습니다. 예를 들어, 검푸른 야채에는 비타민K가 많고, 붉고 노란 야채에는 비타민A, 콩과 식물에는 식이 섬유, 전분이 많은 채소에는 칼륨이 많은 것처럼 말입니다.

어떤 형태로 섭취하는 것이 좋은가?

섭취할 때 야채의 형태는 신선한 것이든, 얼린 것이든, 캔에 든 것이

든, 말린 것이든, 요리한 것이든, 주스로 만들었든 상관없이 모든 상태가 다 괜찮다고 말하고 있습니다. 그리고 이에 앞서서 영양소는 일차적으로 음식으로 섭취하는 것을 권합니다. 영양제나 보충 식품 같은 강화 식품들보다도요. 영양소가 풍부한 음식에는 단순히 한두 가지의 영양소가 아니라 필수 비타민과 미네랄, 식이 섬유를 포함한 자연적으로 발생하는 몸에 좋은 성분들을 포함하고 있으니까요.

얼마나 먹어야 하나?

유럽연합에서는 '하루에 한 사람당 5 포션(식사 때 1인분의 양으로 덜어 먹는 양) 이상의 과일이나 야채를 먹자'라는 캠페인5 Portions A Day을 하였습니다. 야채를 한 접시에 가득 담아서 하루에 3번 이상 먹는 것이 좋습니다. 세계보건기구에서 권고하는 400g을 기준으로 삼는다면 생당근 2개 이상을 먹거나 양배추 1/4 쪽 이상을 섭취해야 합니다.

주의 사항

다양하게 섭취하되 영양소가 풍부한 상태여야 하고, 소금이나 버터, 크림소스는 제한적으로 사용해야 합니다. 특히 냉동 야채나 피클처럼 병이나 캔에 들어 있는 야채는 반드시 나트륨이 적은 것을 선택해야 합니다.

살이 2배로 빠지는
야채 섭취법

●

2017년에 〈Taylor & Francis〉 저널에
실린 한 연구 결과에 따르면, 채소를 많이 먹으면서 다이어트를 했을
때가 일반적인 다이어트를 했을 때보다 체지방 감량이 2배로 효과적이
었고, 신진대사 증진도 훨씬 효과적이었다고 합니다.

야채를 먹으면 살이 잘 빠지는 이유

첫 번째, 음식을 먹을 때 야채를 함께 먹으면 배부름이 훨씬 크게 느
껴집니다. 야채에 풍부한 식이섬유는 그 자체로 배부른 느낌이 빨리 들
게 만들고 포만감도 오래갑니다. 특히 당지수가 높은 음식을 먹을 때
야채를 함께 섭취하면 혈당이 오르는 속도를 늦춰 줘서 허기짐이 천천
히 느껴지게 만들고 지방이 덜 축적되게 만드는 효과도 있습니다.

두 번째, 내장 지방 분해를 촉진시킵니다. 내장 지방은 팔이나 다리에

영원히 가볍게 사는 법

붙은 살, 즉 피하 지방과는 달리 복강 안쪽에 내장 사이사이에 축적되는 지방입니다. 내장 지방이 많을수록 고혈압, 당뇨병, 심장 질환 등의 위험률이 높아지기 때문에 각별한 주의가 필요합니다. 이런 내장 지방은 지방 흡입술로도 해결할 수 없지만 식이섬유가 풍부한 야채를 열심히 섭취하면 내장 지방이 줄어듭니다.

세 번째, 신진대사와 호르몬 분비 조절 능력을 정상화하여 살이 덜 찌는 몸으로 만들어 줍니다. 야채에는 각종 비타민과 미네랄이 풍부한데, 우리 몸의 신진대사가 원활하게 이루어지고, 갑상선 호르몬이나 식욕 조절 호르몬 등의 각종 호르몬 분비가 잘 되려면 비타민과 미네랄 섭취가 필요합니다. 야채마다 더 많이 들어 있는 영양소가 조금씩 다르지만 모든 야채들이 단 하나의 영양소만 가지고 있지 않고 비타민A 전구체, 비타민B6, 칼륨, 철분 등을 함유하고 있습니다. 그리고 자연 식재료로 섭취하는 영양소는 영양제를 복용할 때처럼 과잉증이나 부작용을 쉽게 일으키지 않습니다. 그래서 여러 가지 야채들을 번갈아 가며 섭취하면 그 어떤 비싼 영양제를 먹을 때보다 안전하고 효과적으로 신진대사율을 높일 수 있고 호르몬 분비와 관련된 질환을 예방할 수 있습니다.

알고 먹으면 더 잘 빠지는, 야채 먹는 꿀팁 5가지

전분이 많은 야채 vs 전분이 적은 야채

감자, 애호박, 단호박, 호박과 같은 야채에는 전분이 많습니다. 이렇게 전분이 많은 야채보다는 전분이 적은 청경채나 아스파라거스, 양파, 고추와 같이 전분이 적은 채소가 다이어트에 더 도움이 됩니다.

알레르기 반응이나 과민 반응을 잘 일으킬 수 있는 야채는 피하기

토마토, 오이, 당근, 셀러리는 체질에 따라 알레르기가 잘 생기는 야채입니다. 야채를 먹을 때 목이나 피부 가려움, 피부 발진 등 내 몸에서 민감한 반응이 생기지는 않는지 살펴보시기 바랍니다. 만약 알레르기 반응이 일어나거나 몸에 맞지 않을 때는 오히려 체중 감량이 더뎌집니다. 참고로 아스파라거스, 브로콜리, 콜리플라워 같은 야채는 비교적 성질이 강하지 않아 면역 반응을 일으키는 경우가 드문 편입니다.

생으로 먹을까? 익혀서 먹을까?

야채를 익히면 식감이 더 좋아지는 경향이 있습니다. 예를 들어서 배추를 날로 씹어서 먹었을 때도 아삭한 식감이 신선하게 느껴질 수도 있지만, 데쳐서 먹으면 더 부드러워져서 많이 먹게 됩니다. 그렇지만 야채의 종류에 따라서 생으로 먹을 때 더 좋은 야채와 익혀서 먹어야 더좋은 야채가 있습니다. 상추나 배추, 양배추, 케일 등의 녹색 잎채소는 익히면 비타민을 비롯한 영양 성분이 파괴되어 날로 먹는 것이 더 좋습니다. 반면에 당근이나 토마토, 마늘에 들어 있는 영양소는 열을 가하면 더 흡수율이 높아집니다. 하지만 어떤 야채든 열을 가하면 수분이 소실되어 포만감이 적게 들 수 있고 체내에서 소화와 노폐물 배출을 돕는 효소들이 파괴되는 단점이 있습니다. 그래서 야채를 먹을 때 익힌 야채만 먹는 것보다는 항상 생야채도 함께 섭취하는 것이 다이어트에 좋습니다.

찍먹파 vs 부먹파, 함께 먹는 소스의 중요성

야채와 함께 먹는 드레싱이나 소스도 중요합니다. 부어 먹는 것을 선호하는 부먹파보다 찍어 먹는 찍먹파가 다이어트에 유리합니다. 그리고 설탕이나 과당이 들어 있지 않은 드레싱을 고르는 것이 좋습니다. 엑스트라 버진 올리브 오일이나 엑스트라 버진 아보카도 오일에 천일염만 넣어도 건강한 샐러드 소스가 만들어집니다. 여기에 풍미를 더하고 싶다면, 통후추나 허브, 고춧가루나 페페론치노, 마늘, 레몬즙, 자연 발효식초를 뿌려도 좋습니다. 유당불내증이 없다면 그릭 요구르트나 사워크림을 이용할 수도 있습니다. 한식파라면 쌈장이나 고추장, 된장, 젓갈을 적당히 찍어 먹어도 괜찮습니다.

야채는 언제? 항상!

식단에서 야채는 항상 부족해지기 쉽기 때문에, 식사를 할 때마다 야채를 먹으려고 노력하는 것이 좋습니다. 한 끼에 한 접시씩, 하루 세 접시 정도의 야채를 드시기 바랍니다. 야채를 챙겨 먹기 힘든 환경이라면, 야채를 믹서에 갈아서 주스로 마시는 것도 좋습니다. 야채를 항상 완벽한 식단에만 활용하라는 법은 없습니다. 치팅 데이 때나 길티 플래

저 음식을 먹을 때도 야채를 적극 활용하는 것도 좋습니다. 예를 들어, 불닭볶음면을 먹을 땐 콩나물을 데쳐서 함께 먹고, 만두가 먹고 싶다면 양배추와 당근을 채 썰어서 곁들여 먹을 수 있습니다. 이렇게 야채를 활용함으로써 나쁜 식단이 착한 식단으로 변신할 수 있습니다.

영원히 가볍게 사는 법

채식 다이어트를 한다면
알아야 하는 것들

　　　　　　　　　　채식에 대한 관심이 점점 늘고 있습니다. 예전에는 외국에 나갔을 때만 볼 수 있었던 '비건Vegan' 표기를 이제는 국내 카페나 음식점에서도 자주 볼 수 있습니다. 채식주의자가 되는 이유는 크게 두 가지입니다. 첫 번째는 동물과 환경을 보호하기 위해서이고, 두 번째는 건강해지기 위해서입니다. 특히 채식을 하면 체중 감량에 도움이 된다는 사실이 알려지면서 다이어트를 위해 채식을 시작하거나 비건 음식을 선택하는 경우도 늘고 있습니다.

　채식이 체중 감량을 비롯하여 당뇨, 관절염, 알츠하이머병의 예방과 회복에 도움이 되는 이유는 바로 채소나 과일, 콩류나 곡물에 들어 있는 항산화 성분과 미네랄, 비타민 등의 미량 영양소 때문입니다. 하지만 채식도 잘해야 건강해질 수 있습니다. 그렇지 않으면 오히려 채식을 하면서 건강을 잃을 수 있습니다. 생리 불순을 비롯해서 어지럼증, 피부 질환, 탈모, 감정 기복의 심화, 뇌 건강 악화, 무기력 등 채식으로 인한 부작용이 생겨 채식을 포기하는 사례도 많습니다.

채식을 한다면 챙겨야 하는 영양소[12]

동물성 음식의 섭취를 제한했을 때 가장 흔한 부작용은 영양 부족입니다. 동물성 음식에 많은 영양소나 같은 영양소이더라도 동물성 음식으로 섭취했을 때 흡수율이 훨씬 높은 영양소들의 섭취가 부족해질 수 있기 때문입니다. 아래 영양소들은 채식을 하면서 부족해지기 쉬운 영양소들입니다. 영양제로 챙겨 먹지 않아도 음식을 섭취할 때 조금만 신경을 쓰면 영양소 섭취 부족으로 인한 부작용이 생기는 것을 방지할 수 있습니다.

철분

성인의 경우 매일 8~18mg 정도의 철분을 섭취해야 합니다. 철분은 콩류나 시금치, 완두콩, 당밀 등에 많은데 식물성 음식으로 철분을 섭취할 때는 식이섬유와 탄닌, 피트산염과 같은 성분 때문에 동물성 음식으로 섭취할 때보다 흡수율이 떨어집니다. 그래서 채식을 한다면 철분 섭취에 더욱 주의를 기울여야 합니다. 철분은 비타민C가 많은 브로콜리나 오렌지, 파프리카 등과 함께 섭취했을 때 그리고 주물 냄비나 주물 팬으로 요리를 하면 흡수량을 늘릴 수 있습니다. 반면에 카페인이 함유된 차나 커피, 감은 철분 흡수율을 떨어뜨리니 주의해야 합니다.

아연

성인의 경우 매일 8~11mg의 아연 섭취가 필요합니다. 칼슘처럼 아연도 동물성 음식으로 섭취할 때보다 식물성 음식으로 섭취할 때 체내 흡수율이 떨어져 주의해야 합니다. 아연의 섭취가 부족해지면 탈모가 생길 수 있습니다. 아연은 유제품, 말린 콩, 견과류 등에 많습니다.

칼슘

성인 기준 매일 1,000~2,000mg의 칼슘을 섭취해야 합니다. 칼슘이 부족해지면 뼈가 약해지면서 골절이 잘 생길 수 있는데, 반대로 칼슘을 너무 많이 섭취해도 같은 부작용이 생길 수 있어서 적당한 양을 섭취하는 것이 중요합니다. 칼슘은 우유나 치즈에 많지만 유제품을 먹지 않는 채식을 한다면 두부나 케일, 브로콜리 등으로도 섭취할 수 있습니다. 칼슘 섭취는 성장하는 시기의 어린이와 청소년 그리고 폐경기 여성에게는 특히 더 필수적입니다.

비타민B12

성인 기준 2.4mcg을 섭취해야 합니다. 비타민B12는 동물의 내장, 달걀이나 유제품에 많아서 특히 채식주의자가 부족하게 섭취하기 가장 쉬운 영양소로 알려져 있습니다. 비타민B12가 부족하면 피로감이나 위염, 변비 그리고 임산부에게 비타민B12가 부족할 경우에는 아기의 신경 결손이 생길 수도 있습니다. 그래서 채식을 하는 사람들은 효모에 존재하는 비타민B12를 섭취하려고 노력하거나 영양제로 보충하는 경우가 많습니다. 비타민B12를 과잉 섭취하는 경우 오히려 사망률이 높아진다는 연구 결과가 있으니 주의해야 합니다.

오메가3 지방산

오메가3 지방산의 섭취가 부족해지면 상처 회복이 더디고 피부 발진이나 감염의 위험성이 높아집니다. 생선을 먹는다면 이미 DHA의 형태로 되어 있는 오메가3 지방산을 섭취할 수 있지만 생선을 먹지 않는다면 올리브 오일이나 들기름 등으로 섭취해야 합니다. 그런데 이런 식물성 오메가3 지방산은 뇌 건강에 필수적인 EPA와 DHA로 체내에서 전환되는 비율이 12%에 불과합니다. 그렇기 때문에 생선을 먹지 않는 채식주의자의 경우 EPA와 DHA가 부족해지지 않게 오일 섭취를 충분히 해야 합니다. 성인의 경우 매일 0.5~1g의 EPA와 DHA 섭취가 필요한데 섭취량이 적으면 감정 기복이 심해지고, 인지 기능이 저하되거나 치매의 위험률이 높아집니다.

정크 푸드 비건Junk Food Vegan이 되지 않게 주의

'비건Vegan' 마크만 믿었다가는 믿는 도끼에 발등 찍힐 수 있습니다. 비건 마크가 반드시 '건강에 좋은 음식', '다이어트에 적합한 음식'을 보증하는 것이 아닙니다. 건강한 채식을 하기 위해서는 '비건' 마크를 체크한 이후에도 추가 필터링이 필요합니다. 바로 '비건 정크 푸드'를 걸러내기 위함입니다. 비건 정크 푸드는 체중이 늘게 만들고, 콜레스테롤 수치의 균형을 깨뜨립니다.

'정크Junk'는 쓰레기를 뜻합니다. 그래서 정크 푸드라고 하면 쓰레기 음식, 칼로리는 높지만 영양가는 떨어지는 음식을 의미합니다. 하지만 비건 음식도 정크 푸드가 될 수 있습니다. 감자를 콩기름에 튀겨서 만드는 감자튀김이 대표적인 비건 정크 푸드입니다. 대체육과 대체 유제품을 자주 먹을수록 비건 정크 푸드를 섭취할 비율도 높아집니다. 콩으로 만든 고기나 코코넛 오일로 만든 치즈 등 '대체 가공식품'들은 고기나 유제품과 유사한 맛을 내기 위하여 소금이나 설탕 외에도 첨가물들이 일반적인 가공식품들보다 더 많이 들어가는 경향이 있습니다. 그래서 비건 음식이지만 오히려 건강을 해치는 음식이 되어 버리는 것입니다.

그리고 통조림에 들어 있는 콩(그 외에도 통조림 과일과 같은 캔 음식)이나 이미 만들어져 나오는 과일 주스나 착즙 주스, 설탕이나 시럽이 많이 들어간 음료수도 비건 음식이라고 해서 자주 먹다 보면 큰코다칠수 있습니다. 특히 과일 주스는 설탕을 넣지 않고 직접 갈아서 만들 때만 건강한 주스라고 말할 수 있습니다. 비건 정크 푸드를 피하려면 가공하지 않은 자연 상태의 통곡물, 과일, 채소, 콩류, 견과류, 씨앗류 그리고 엑스트라 버진 올리브 오일이나 아보카도 오일을 주로 섭취하는 것이 좋습니다.

건강하게 채식하기 위해 '한 끼 식사' 구성하는 방법

채식을 하면서 더욱 건강해지고 날씬해지고 싶다면 그릇을 채울 때도 요령이 필요합니다. 아래 내용은 하버드 의학전문 대학원에서 제시한 건강한 식단[13)에 대한 설명입니다.

1. 우선 신선한 채소는 많을수록 좋습니다. 채소가 부피가 큰 것을 고려하면 생각하시는 것보다 더 높게 쌓아 올려야 할지 모릅니다. 전분이 많은 고구마나 감자는 많이 먹을수록 좋은 채소가 아닙니다. 튀김류는 과감히 빼면 좋습니다. 그리고 채소와 과일은 색이 다양하게 섭취하는 것이 좋습니다. 매일 여러 가지 색의 채소와 과일을 먹기가 힘들다면 주기적으로 계속 채소와 과일의 종류를 다채롭게 바꿔가면서 먹는 것이 좋습니다.

2. 몸에 좋은 오일류를 함께 섭취합니다. 요리를 할 때 사용해도 좋고, 샐러드에도 뿌리고, 식사할 때도 옆에 두고 풍미를 더하고 싶을 때 뿌려서 먹습니다(건강한 식단에서 올리브 오일과 카놀라유를 권했지만, 카놀라유는 건강한 오일인지에 대하여 논란이 있어서 엑스트라 버진 올리브유를 더 권해 드립니다.).

3. 통곡물로 된 밥, 빵, 면 등을 섭취합니다. 밀가루, 오트밀, 퀴노아 그리고 쌀 등의 곡물과 옥수수, 감자, 콩 등의 전분 음식의 비중이 높으면 오히려 체중이 늘고 혈중 지질 농도가 높아지기 쉽습니다. 정제된 탄수화물은 최소화해서 먹습니다.

4. 생선을 먹는 채식을 한다면 생선을 포함하여, 계란을 먹는 채식을 한다면 계

영원히 가볍게 사는 법

란을 포함해서, 콩이나 견과류 등의 몸에 좋은 단백질을 섭취합니다.

5. 물을 충분히 섭취합니다. 커피나 차를 마실 때는 설탕을 아주 조금만 넣거나 넣지 않는 것이 좋고, 유제품을 먹는 채식주의자라면 우유는 1~2잔 정도 마십니다. 가공된 주스는 작은 한 잔만 마시고, 첨가당이 들어 있는 음료수는 최대한 피합니다.

6. 과일과 과일 주스, 메이플 시럽, 아가베 시럽처럼 과당 섭취가 늘면 인슐린 저항성이 생길 수 있어 주의합니다.

아침을 든든하게 드세요

하버드 의학전문 대학원에서 혈관 건강을 위하여 또 한 가지 강조한 것이 있습니다. 바로 에너지 가득한 아침 식사를 하는 것입니다. 심혈관 질환과 만성 신장 질환이 없는 4,000명을 대상으로 아침 식사의 칼로리량에 따라 아침에 하루 섭취하는 칼로리의 5% 미만을 섭취하는 사람들(커피나 주스 한 잔으로 아침을 대신하거나 아침을 거르는 경우도 포함), 하루 칼로리의 20% 이상을 아침에 섭취하는 사람들, 5~20% 사이로 섭취하는 사람들(커피와 빵 하나 정도 섭취하는 정도)로 세 그룹으로 나누어서 혈관 상태를 비교했습니다. 이때 아침을 거르는 사람은 아침을 든든하게 먹는 사람에 비하여 죽상동맥경화증이 생길 위험성이 1.5~2.5배 높았고, 아침을 간단하게 먹는 사람(5~20%를 아침 식사로 섭취)은 든든하게 먹는 사람에 비하여 1.5배 높았다고 합니다.

앞서 제시한 한 끼 식단처럼 구성하면 아침에 하루 칼로리 섭취량의

20% 이상을 충분히 섭취할 수 있습니다. 바쁘면 커피와 통곡물빵을 먹으면서 채소와 과일을 갈아서 만든 주스에 올리브 오일을 1큰술 넣어서 마실 수도 있습니다. 몸에 좋은 유기농 버터를 넣은 방탄 커피도 아침 식사를 대체할 수 있습니다 이렇게 하면 아침에도 위장이 부담스럽지 않게, 우리 몸에 에너지와 영양소를 충분히 공급할 수 있습니다.

잠깐! 채식을 하면 단백질이 부족해져서 근육이 잘 안 생기지 않나요?

사실 채식이 가장 꺼려지는 사람들은 아마도 운동선수일 것입니다. 최적의 체격을 가지고 최고의 속도와 힘, 체력으로 주어진 환경에서 경쟁을 해야 하는 운동선수가 고기를 뺀 채식 식단을 할 수 있을까요?

〈The Game Changers〉라는 다큐멘터리가 2018~2019년에 해외에서 굉장히 이슈가 되었습니다. 우락부락한 체격으로 유명한 아놀드 슈왈제네거도 이 다큐멘터리에 출연하였는데, 이 다큐멘터리는 채식이 운동선수들에게 얼마나 유익한지를 보여 줍니다. 채식을 하더라도 단백질을 충분히, 오히려 고기를 먹을 때보다 더 많이 섭취할 수 있다고 합니다. 이 다큐멘터리에서는 실제로 채식을 하면서 기량이 더욱 발전한 보디빌더, 달리기 선수, 심지어 역도 선수를 볼 수 있습니다. 고기를 끊어도 경기력이 더 좋아질 수 있는 이유는 식물성 단백질로 근육을 만드는 데에 문제가 없고, 운동할 때 쓰는 힘은 단백질이 아닌 탄수화물에서 나오기 때문입니다. 그래서 오히려 경기 전에는 고기를 뺀 채식 식단으로 탄수화물 섭취를 늘리는 것이 훨씬 유리하다고 합니다.

영원히 가볍게 사는 법

주스를 통한
건강한 생활 변화

주스는 단순히 맛있는 음료를 넘어서 건강을 개선하고 유지하는 데 큰 역할을 할 수 있습니다. 저는 아침 식사 대신 매일 주스를 마시기 시작한 것이 어느덧 10년이 되었고, 이는 불규칙한 식습관과 영양 섭취 부족 그리고 식사량 감소로 인한 건선과 뱃살 문제를 해결하는 데 크게 기여했습니다. 주스 만들기는 간편하면서도 창의적인 해결책이 될 수 있습니다, 특히 현대인의 바쁜 생활 속에서 영양소를 균형 있게 섭취하기 어려울 때 매우 유용합니다.

주스의 효과와 그 이유

주스를 통해 식이섬유와 파이토 케미컬의 섭취를 늘릴 수 있습니다. 바쁘게 살아가는 현대인일수록 가장 놓치기 쉬운 것이 야채 섭취입니다. 야채에는 해독, 항산화, 면역력 증강에 도움이 되는 식이섬유와 파이토 케미컬이 풍부한데 이는 건강한 다이어트의 핵심이 되기도 합니다. 신선한 야채를 듬뿍 넣고 물과 함께 갈아서 주스로 만들면 간편하게 야채 섭취량을 늘릴 수 있고 물 섭취도 덩달아 할 수 있습니다.

주스 다이어트의 성공 비결

주스 다이어트를 성공으로 이끄는 비결이 몇 가지 있습니다. 그중 가장 큰 비결은 직접 갈아서 만든 주스를 마시는 것입니다. 특히 착즙기로 만드는 것보다 갈아서 만드는 주스를 추천합니다. 이유는 갈아서 만들면 씹을 수 있는 질감으로 만들 수 있고 그래야 포만감을 주고 혈당 조절에도 부담 없는 주스를 만들 수 있기 때문입니다. 또한 직접 재료를 선택하면 나에게 부족한 영양소를 보충한 맞춤 주스를 만들 수 있고 사서 먹는 주스보다 신선하고 영양소가 풍부한 주스를 마실 수 있습니다. 그리고 체질에 맞는 주스를 선택하는 것이 중요합니다. 체질에 맞지 않거나 혀가 따갑거나 목이 간지러운 등 몸이 민감하게 반응하는 재료는 피하는 것이 좋습니다.

간단한 주스 다이어트 방법

주스 다이어트를 실천하는 방법은 3가지가 있습니다.

첫째, 아침 식사를 해독 주스로 대신하는 것입니다. 이는 노폐물 배출과 신진대사를 촉진시키는 효과적이고 하루를 상쾌하게 시작할 수 있습니다. 둘째, 식전에 주스를 한 잔 마시는 것입니다. 이렇게 식이섬유가 가득한 주스를 먼저 먹으면 포만감이 빨리 느껴져서 과식을 방지할 수 있고 식사를 하면서 혈당이 오르는 속도를 늦춰 줍니다. 셋째, 간식으로 주스를 마시는 것입니다. 이 방법은 점심과 저녁 식사 사이의 간격이 길어서 그 사이 시간에 배고픔이 생기거나 식사가 불규칙한 분들께 좋습니다. 허기짐을 주스로 달래면 빵이나 과자와 같은 단 간식을 먹는 것을 막을 수 있고 식사를 할 때 급하게 먹거나 과식하지 않게 도움을 줍니다.

주스 다이어트는 다양한 식재료를 통해 영양소를 균형 있게 섭취하며 건강을 유지하는 데 훌륭한 방법입니다. 하지만 주스만으로 모든 영양을 섭취하기보다는 균형 잡힌 식단의 일부로 활용하는 것이 가장 이상적입니다. 주스를 통해 건강한 생활 습관을 유지하기 위해서는 개인의 영양 상태와 생활 패턴에 맞게 조절하는 것이 필요합니다.

잠깐! 밥 대신 세 끼를 모두 주스로 마시면 어떨까요?

세 끼 모두 밥 대신 주스로 대체하는 것은 권하지 않습니다. 우선 주스에 최대한 다양한 식재료를 넣는다고 하더라도 재료에 한계가 있을 수밖에 없습니다. 그래서 주스만 먹을 경우 영양 부족이 생길 수 있습니다. 그리고 주스나 셰이크와 같은 유동식으로만 식사를 하면 속이 허한 느낌이 듭니다. 이렇게 부족한 느낌이 드는 이유는 씹는 과정이 줄었기 때문입니다. 우리는 포만감을 단순히 음식량으로만 느끼는 것이 아닙니다. 포만감을 느끼는 여러 가지 기전 중에는 씹는 과정에서 느끼는 포만감도 있습니다. 그리고 입에서 음식을 씹으면서 아래쪽 소화 기관에서는 소화 효소들이 분비되는데 씹는 과정이 생략되면 소화 장애가 잘 발생합니다. 그러니 모든 끼니를 주스로 대체하기보다는 아침 대용으로 활용하거나, 다른 음식들을 섭취하기 전에 활용하거나, 어쩔 수 없이 끼니를 거르게 될 때 간식으로 활용하는 것을 권해 드립니다. 너무 늦은 시간에 주스를 마시면 소화에 부담이 되어 숙면을 방해할 수 있는 점도 참고하시기를 바랍니다.

과식을 피하는
5가지 방법

소식이 장수의 비결이라는 이야기를 들어본 적이 있으실 겁니다. 하지만 우리는 여러 가지 이유로 과식을 합니다. 아이가 남긴 음식이 아까워서 먹기도 하고, 뷔페에서는 돈값을 하려고 최대한 뱃속에 채워 넣기도 합니다. 스트레스를 풀기 위해 먹는 것으로 끝장을 보려 하기도 하고 배가 불러야 잠이 잘 온다는 핑계로 더 먹기도 합니다. 하지만 어떤 이유가 됐든 과식의 해로운 점을 덮을 수는 없습니다.

과식은 왜 해로울까?

소화 불량의 원인

과식을 하면 가장 많이 느껴지는 것이 배가 부풀어 오르는 듯한 느낌입니다. 먹은 것이 내려가지 않고 정체된 느낌이 들고 배가 아프기도 하고 가슴이 조이거나 목이 갑갑하게 느껴지기도 합니다. 과식이 잦아지면 속쓰림이나 트림, 상복부 통증 등의 소화 불량 증상이 과식을 하지 않을 때도 나타나고 기능성 소화 불량, 역류성 식도염, 위염 등의 소화기 질환의 원인이 됩니다. 이런 소화 불량은 영양소 흡수와 노폐물의 배출도 방해합니다.

수면 장애 유발

배가 그득하게 찬 상태에서 잠을 청하면 잠은 들더라도 숙면을 취하지 못합니다. 특히 늦은 시간에 과식을 하면 수면을 유도하는 멜라토닌의 분비가 줄어들면서 불면증이 생길 수 있습니다. 또한 잠을 자고 나서도 아침에 피로감이 계속됩니다.

집중력 저하

식사량이 과도하면 우리 몸의 혈액이 소화 기관으로 지나치게 집중되면서 뇌의 혈류량이 줄어듭니다. 그래서 집중력이 떨어지고 기억력이 감소하여 건망증이 생기기도 합니다. 또한 혈당이 지나치게 올랐다가 떨어지면서 식사 후에 도리어 피로감이 심해지거나 졸림을 참기 어려워지기도 합니다.

과식을 피하려면 어떻게 해야 할까?

맵단짠을 피하라

맵고 달고 짠 자극적인 음식은 식욕을 자극해서 먹는 것을 멈추기 힘들게 만듭니다. 단 음식도 물론 혈당을 빠르게 올리지만 매운 음식에도 다량의 당분이 들어 있어 혈당이 급속도로 올라갑니다. 그러면 혈당이 다시 내려가는 속도도 매우 빨라서 금방 다시 허기진 느낌이 듭니다. 그래서 맵고 달고 짠 음식이 중독성이 강하고 이런 음식을 자주 먹다 보면 과식이 잦아질 수밖에 없습니다. 그러니 애초부터 맵고 달고 짠 자극적인 음식을 피하는 것이 상책입니다.

딱딱한 음식을 가까이하라

군고구마나 수플레, 아이스크림과 같은 부드러운 음식은 포만감이 덜 느껴집니다. 그래서 포만감이 느껴졌을 땐 이미 과식을 하고 난 뒤일 가능성이 높습니다. 반면에 견과류나 오징어, 생야채 스틱과 같은 딱딱한 음식은 많이 씹어서 삼켜야 하고 씹는 과정에서 포만감이 크게 느껴지기 때문에 과식을 방지할 수 있습니다.

자연식품을 즐겨 먹어라

첨가물이 많은 가공식품은 식욕 조절 중추에 혼란을 줘서 포만감을 제때 느끼지 못하게 만듭니다. 첨가물이 들어 있지 않은 자연식품을 즐겨 먹을수록 음식의 맛도 오롯이 느낄 수 있고 적절한 때에 배부름을 느껴 과식하는 것을 막을 수 있습니다. 자연식품 중 고기나 생선과 같이 단백질과 지방이 많은 음식, 사과나 당근, 쌈 채소, 시금치와 같은 식이 섬유가 풍부한 음식은 특히 포만감을 크게 줍니다.

영상을 시청하면서 식사는 금물

핸드폰이나 TV를 보면서 식사를 하면 나도 모르는 사이에 과식을 하기가 쉽습니다. 식사에 제대로 집중을 하지 못할수록 포만감을 느끼지 못합니다. 게다가 소위 '먹방'이라고 하는 맛있는 음식을 먹으면서 찍은 방송은 처음에는 입맛을 돋워서 좋을지 모르지만 과식을 부르는 위험한 영상입니다. 과식하고 싶지 않다면 식사를 할 때 영상 매체를 끄고 내가 먹는 음식에 집중하는 것이 좋습니다.

물을 충분히 마셔라

물을 충분히 마시면 과식하는 것을 예방할 수 있습니다. 뇌의 갈증을 느끼는 중추와 배고픔을 느끼는 중추는 매우 가까이 붙어있습니다. 그래서 실제로는 물이 필요한 것인데 음식이 필요한 것처럼 느껴지기도 합니다.

특히 커피와 같은 카페인 섭취를 많이 하는 사람이라면 평소에 체내 수분이 부족할 가능성이 높습니다. 그래서 평소에 물을 충분히 마시면 이렇게 배고픈 것으로 착각하고 과식을 할 가능성을 줄일 수 있습니다.

또한 평소에 식욕이 많고 위장이 큰 체질일수록 시원한 물을 자주 마시면 위장의 열을 내려 식욕을 줄일 수 있습니다.

한식도 건강하게
먹어야 한다

●

다이어트를 할 땐 한식을 위주로 먹으라고 합니다. 한국인의 비만 인구 증가 원인 중 하나가 한식을 먹는 빈도가 줄어들고 밀가루 음식을 먹는 빈도가 늘어서라고도 합니다. 그런데 한편으로는 한식을 좋아하는 사람 중 비만이 많기도 합니다. 어째서 이런 일이 생기는 걸까요?

한식의 배신을 눈으로 확인하다

다이어트를 할 때 혈당 조절은 매우 중요합니다. 혈당이 안정적으로 조절되는 사람은 식욕 조절도 쉽고 지방 대사도 잘 이루어집니다. 반면에 혈당 조절이 잘되지 않는 사람은 식욕을 조절하기도 쉽지 않고 지방이 과도하게 축적되고 몸에 염증도 잘 생깁니다. 혈당은 하루 중에도 수시로 달라지는데 음식물을 섭취하면 수치가 점점 높아지고 공복 상태가 될수록 낮아집니다. 일반적인 사람들에게서 혈당 변화가 생기는 추이를 연구하기 위해 연속 혈당 측정기를 이용하여 2주간 3명의 혈당을 추적한 적이 있습니다. 그리고 이때 흥미로운 결과를 발견하였습니다. 3명 모두 한식을 먹었을 때 혈당이 가장 많이 오른 것입니다.

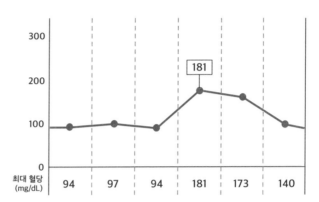

그림 2-1 떡볶이와 김밥 섭취 전후로 혈당 수치(1시간 마다)를 기록한 그래프

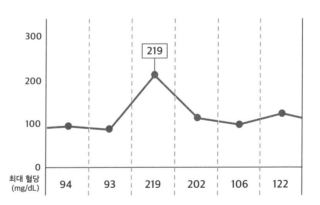

그림 2-2 비빔밥을 섭취 후 전후로 혈당 수치(1시간 마다)를 기록한 그래프

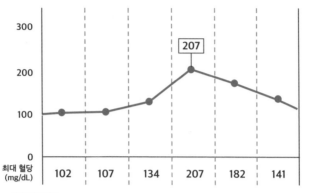

최대 혈당 (mg/dL)	102	107	134	207	182	141

그림 2-3 김치콩나물칼국수를 섭취 전후로 혈당 수치(1시간 마다)를 기록한 그래프

한식이 변질되었다

기록에 따르면 우리나라에 설탕이 들어온 것은 고려 시대쯤입니다. 하지만 설탕은 일부 상류계층만이 맛볼 수 있는 음식이었고 1960년대 까지도 설탕이 귀했던 터라 어머니들은 찬장 깊숙한 곳에 넣어두고 조금씩만 꺼내서 썼습니다. 하지만 지금은 설탕이 값싸고 흔해졌고 설탕 말고도 물엿이나 올리고당, 꿀, 시럽 등을 쉽게 구할 수 있습니다. 그래서 한식에도 이런 단맛을 내는 재료가 흔하게 들어가게 되었습니다. 특히 디저트가 아닌 국이나 조림처럼 밥과 같이 먹는 음식은 단맛이 들어가는 만큼 짠맛이나 매운맛을 내는 재료도 같이 들어가야 맛있게 느껴집니다. 그래서 떡볶이도 비빔밥도 예전과 많이 달라졌습니다. 가정 간편식으로 판매되는 떡볶이의 나트륨 함량이 적게는 세계보건기구에서 권장하는 나트륨 1일 섭취량(2,000mg)의 절반에서 많게는 3배까지 되

기도 합니다. 이렇게 한식은 더 짜고 더 달아졌고 변질되었습니다. 이런 이유로 한식을 좋아하면 나트륨과 당 섭취가 늘어나면서 비만이 되기 쉬워진 것입니다.

건강한 한식은 다이어트 일등 공신

하지만 한식은 본래 건강한 음식이었습니다. 탄수화물과 단백질, 지방 그리고 식이섬유까지 골고루 섭취할 수 있는 건강식의 전형이었습니다. 본래의 모습을 찾아가면 한식도 다시 다이어트 일등 공신이 될 수 있습니다. 다이어트에 도움이 되는 건강한 한식을 먹으려면 다음의 사항들을 지키면 됩니다.

1. 음식을 할 때 설탕 대신 양배추, 양파, 무와 같은 단맛을 내는 채소를 사용하고 소금, 간장, 젓갈과 같은 짠맛을 내는 재료는 최소한으로 사용하기
2. 조리할 때 양념의 가짓수를 최소화하기
3. 고기나 생선 반찬은 요리를 할 때 간을 하지 않고 찍어 먹을 수 있는 간장이나 소금 양념을 따로 준비하기
4. 조림이나 국, 찌개 종류를 먹을 땐 건더기 위주로 먹기
5. 배추, 상추와 같은 쌈 채소나 당근, 오이와 같은 찍어 먹는 채소를 항상 풍성하게 놓고 먹기

혈당 스파이크를 잡아야
식욕이 잡힌다

●

오후만 되면 간식을 찾게 되지 않으시나요? 밤에만 유독 식욕 조절이 어려운가요? 배가 고플 땐 눈에 보이는 것이 없나요? 음식을 먹고 나면 너무 졸리고 처지나요? 이런 현상들 외에도 평소에는 식욕 조절이 잘 되다가도 한 번씩 눈이 뒤집히면서 그동안 식단 관리를 해 오던 것이 자꾸 물거품이 된다면 혈당 스파이크 때문일 수 있습니다. 다시 말해, 혈당 스파이크를 잡지 못하면 식욕을 잡지 못합니다.

최근 한국의 젊은 당뇨 인구가 급격하게 늘고 있습니다. 2021년 기준으로 5년간 전체 당뇨 인구가 24% 늘어났는데 그중 20~30대는 33%나 증가했다고 합니다. 이미 국내 인구의 40%가 당뇨이거나 당뇨 고위험군입니다. 운 좋게 '당뇨병의 직전 단계'라는 경고를 받아도 당뇨병이 정확히 어떤 병인지 그리고 어느 정도로 혈당이 조절되어야 하는지, 어

영원히 가볍게 사는 법

떻게 해야 혈당을 관리할 수 있는지, 왜 혈당이 높아지는지 등에 대한 구체적인 지식을 갖고 있지 않은 경우가 많습니다. 그러다 보니 식욕 조절에 있어 핵심이 되기도 하는 '혈당 스파이크'에 대해서는 더 생소한 경우가 많습니다.

혈당은 무엇인가?

혈당은 말 그대로 혈액 속에 함유되어 있는 당, 특히 포도당을 의미합니다. 예를 들어, 혈당이 126mg/dl이라면 혈액 1dl 중 당이 126mg이 들어 있다는 뜻입니다. 혈당량은 계속해서 변화하지만, 우리 몸은 항상성에 의해서 간의 작용을 중심으로 각종 호르몬의 상호작용을 통해 혈액 내에서 혈당을 일정량으로 유지하려고 합니다.

정상인의 체온이 늘 36.5도씨 안팎으로 유지되는 것처럼 혈당도 정상인 경우 70~110mg/dl로 좁게 유지됩니다. 특히 정상적인 경우에는 단음식을 먹더라도 혈당이 180mg/dl를 넘는 일이 거의 없고 오랫동안 공복 상태일 때도 60mg/dl로 잘 떨어지지 않습니다. 그리고 식사를 하고 나면 혈당이 높아지다가도 다시 정상 수치로 돌아옵니다.

8시간 이상 공복을 유지했을 때 혈당이 126mg/dl 이상이거나 식사와 상관없이 임의로 혈당을 측정했을 때 수치가 200mg/dl 이상인 경우, 75g 경구 당부하검사에서 2시간이 되었을 때 혈당이 200mg/dl 이상인 경우, 당화 혈색소 수치가 6.5% 이상인 경우 중 한 가지라도 해당되면 당뇨병으로 진단합니다.

당뇨병으로 진단하는 수치보다는 혈당이 낮지만, 정상 수치보다는 혈당이 높다면 당뇨 전 단계에 해당합니다. 그리고 당뇨병 발생 고위험군에 해당합니다. 2019년 질병관리청 국민건강 통계에 따르면 국내 30세 이상 성인 4명 중 1명이 '공복혈당장애'가 있다고 합니다. 그리고 그 인구는 빠르게 증가하는 추세입니다.

'아직 당뇨병은 아니니 괜찮겠지'라고 생각하신다면 오산입니다. 당뇨 전 단계에서도 당뇨 합병증은 생길 수 있기 때문입니다. 혈당이 높은 것 자체로는 특별하게 느껴지는 증상이 없다 하더라도 당뇨 합병증이 생기면 절대로 무시할 수가 없을 정도로 무시무시합니다. 다리가 괴사되거나 시력을 잃게 되거나 신장 투석을 받아야 할 수 있거든요. 이런 합병증을 '당뇨병성 망막병증', '당뇨병성 신장병증', '당뇨병성 신경병증' 등의 어려운 의학 용어로 이야기하다 보니 그 심각성이 덜 느껴질 뿐입니다. 그리고 무엇보다도 심혈관 질환의 위험률이 높아집니다. 심장마비, 뇌졸중은 목숨을 잃을 수 있을 정도로 무서운 병입니다. 그래서 혈당 관리가 중요한 것입니다.

당뇨와 식욕을 부르는 혈당 스파이크

당뇨는 하루아침에 생기는 것이 아닙니다. 혈당이 높아지는 일이 잦아질수록, 특히 혈당 스파이크 현상이 잦을수록 당뇨병으로 진행될 위험성이 커집니다. 혈당 스파이크는 혈당이 롤러코스터처럼 급격하게 치솟았다가 빠르게 다시 떨어지는 현상을 의미합니다. 이렇게 혈당이 급격하게 변화하면 포만감이 느껴졌다가도 금방 다시 식욕이 생기게 되고 혈당이 떨어졌을 때 견디기가 힘들어집니다. 그래서 계속해서 음식을 먹으면서 과식이나 폭식으로 이어지기도 하고 식사 후에 갑자기 피로가 몰려와서 소화가 다 되지 않은 채로 잠이 들어 소화 장애가 생기기도 합니다. 심하게는 소화가 잘되지 않는데도 계속해서 폭식을 하는 지경까지 가면서 우울증이나 식이 장애를 초래하기도 합니다.

물론 혈당이 정상인 사람에게도 단 음식을 먹거나 고탄수화물 음식을 먹고 난 뒤에 혈당 스파이크가 생길 수 있습니다. 하지만 평소에 혈당 조절이 잘되지 않는 사람일수록 혈당 스파이크가 매우 쉽게 생기고 평균 혈당이 높아집니다. 그럴수록 식욕 조절은 더욱 어려워집니다. 또 혈당 스파이크 현상이 생길 땐 유독 튀긴 음식, 고탄수화물 음식, 기름진 음식, 자극적인 음식 등 소위 '몸을 더럽히는 음식'이 당기게 되기도 합니다. 즉 혈당 스파이크가 잘 생기는 사람은 아무리 다이어트 의지를 불태우더라도 식욕을 조절하기가 상당히 어렵습니다.

그래서 혈당 스파이크가 최대한 생기지 않게 노력해야 식욕을 잡을 수 있고 다이어트에도 성공할 수 있습니다. 당뇨를 예방하는 것을 물론이고요. 운동을 규칙적으로 하는 사람, 숙면을 잘 취하고 건강한 수면 패턴을 가진 사람, 스트레스가 적은 사람, 흡연을 하지 않는 사람일수록 평소에 혈당 조절이 잘 되고 혈당 스파이크가 잘 생기지 않습니다. 그리고 무엇보다도 평소에 혈당을 빠르게 올리는 식단을 지양해야 합니다.

혈당 스파이크를 만드는 식단 = 식욕을 부르는 식단

탕후루나 과일 주스, 도넛처럼 단 음식이 혈당을 빠르게 올릴 거라는 것은 누구나 예상할 수 있습니다. 하지만 떡볶이, 나물 비빔밥, 찌개나 찜이나 탕 음식도 의외로 혈당을 빠르게 올립니다. 특히 배달 음식이나 식당에서 사 먹는 음식들이 집에서 만든 음식들보다 혈당을 빠르게 많이 올리는 편입니다. 당도가 높은 바나나, 포도, 감, 망고, 딸기와 같은 과일도 공복에 먹으면 혈당 스파이크가 생길 수 있습니다. 바나나칩이나 딸기칩, 곶감 등 말린 과일은 수분이 제거되고 당이 농축된 상태라 자연 상태일 때보다 혈당이 빨리 올라갑니다. 이렇게 혈당 스파이크를 만드는 음식들은 식욕을 왕성하게 만들고 식욕을 참기 어렵게 만듭니다.

반대로 똑같은 음식을 먹어도 혈당을 천천히 올리는 방법이 있습니다. 바로 생채소를 이용하는 방법입니다. 과일을 먹더라도 생채소를 같이 먹으면 혈당이 덜 올라가고 주스를 만들 때도 생채소의 양이 당도가 높은 과일보다 많이 넣어서 만들면 혈당 스파이크가 생기지 않습니다. 특히 착즙을 해서 만든 주스보다 믹서로 갈아서 만든 주스가 혈당이 덜 올라갑니다. 주스를 만들 때 과일과 함께 아보카도, 견과류, 두부, 콩을 같이 넣고 갈아도 혈당 스파이크가 생기는 것을 막을 수 있습니다.

식사를 할 때도 생채소를 항상 곁들여 먹으려고 노력하면 좋습니다. 그러면 똑같은 음식을 먹더라도 혈당이 덜 올라갑니다. 또 다른 방법으로는 식사를 할 때 음식 먹는 순서를 정하는 것입니다. 항상 샐러드나 쌈 채소, 해조류 등 식이섬유가 많은 음식을 가장 먼저 먹다가 이후에 단백질 음식을 같이 먹기 시작하고 그러다가 마지막에 밥이나 면, 빵과 같은 탄수화물 음식을 곁들여 먹기 시작해 보시기 바랍니다. 이 순서대로 식사를 하면 혈당을 완만하게 오르게 할 수 있고 혈당 최고점도 더 낮아지게 만들 수 있습니다. 이렇게 혈당 스파이크가 생기지 않게 식사를 하면 식사 후에 갑자기 피로감이 몰려오는 것이 줄어들고 나중에 배고픔도 덜 생겨서 식욕 조절이 쉬워집니다.

혈당 관리의 대명사, 현미밥의 부작용

당뇨를 예방하고 관리하려면 현미밥을 먹어야 한다는 인식이 많습니다. 다이어트를 할 때도 마찬가지입니다. 현미는 쌀의 왕겨와 겉껍질을 벗기고 속겨인 쌀겨를 벗기지 않은 상태의 쌀을 말합니다. 백미에 비해 도정이 덜 되어 껍질에 섬유질과 영양소가 풍부합니다. 그런데 과연 현미밥이 부작용은 없을까요? 현미밥을 먹는 것이 나에게 최선의 방법일까요?

현미밥도 부작용이 있다

현미는 식이섬유가 많은 탓에 백미보다 밥맛이 덜하고 소화 불량을 잘 일으킵니다. 소화 불량이 생기는 것을 피하려면 현미는 물에 5~8시간 이상 불렸다가 밥을 지어야 합니다. 먹을 땐 30~50회 이상 씹어서 먹어야 합니다. 그런데 30번 이상 씹고 삼키는 것이 쉬운 일은 아닙니

영원히 가볍게 사는 법

다. 때문에 식사를 급하게 해야 하는 분들, 오래 씹는 것이 힘든 노인과 소아, 치아가 좋지 않은 분들께는 현미밥이 버거울 수 있습니다.

소화가 잘되지 않으면 좋은 점도 있습니다. 포만감이 오래간다는 점입니다. 배가 안 고프니 다이어트에 좋다고 생각할 수 있습니다. 하지만 소화 불량은 두통과 몸의 통증을 일으키고 피로감을 야기합니다. 그리고 영양소들의 흡수를 방해하여 탈모나 생리 불순 등을 일으킬 수 있습니다.

신장 기능이 저하되어 있는 경우에는 현미밥이 독이 될 수도 있습니다. 현미에는 칼륨과 인이 풍부합니다. 그런데 신부전이나 신증후군과 같이 신장 기능이 떨어져 있는 경우 체내에서 칼륨과 인을 배출시키는 능력이 떨어져서 현미밥을 먹으면서 체내에 칼륨양이 과다해지면 부정맥이 생기거나 심장마비를 일으킬 위험성이 있습니다.

현미밥을 대체할 수 있는 다이어트 밥

현미가 다이어트에 도움이 되는 이유를 정리하자면 크게 3가지입니다. 혈당을 천천히 올린다. 포만감이 오래간다. 식이섬유가 다른 영양소의 흡수 속도를 느리게 하고 변비에 좋다.

찬밥이 더 건강하다

흰쌀밥을 먹으면서도 현미밥을 먹을 때처럼 혈당 지수를 낮추는 방법이 있습니다. 차갑게 식혀서 먹는 것입니다. 흰쌀밥을 실온이나 냉장실에서 차갑게 식히면 저항성 전분이 활성화되어 혈당을 천천히 올립니다. 그리고 밥을 지을 때 올리브 오일이나 코코넛 오일을 한 큰술 넣고 지으면 효과가 더 커집니다.

단백질과 야채를 항상 곁들여 먹자

밥을 먹을 때 설탕이나 올리고당 없이 간단하게 조리된 생선이나 달걀, 고기 그리고 생채소를 같이 곁들여 먹으면 혈당이 천천히 오르게 할 수 있습니다. 밥에 곤약이나 버섯, 아스파라거스나 당근, 고사리 등을 넣고 지어도 좋습니다. 꼭꼭 여러 번 씹어서 천천히 식사를 하는 것도 혈당 조절에 도움이 되고 포만감도 오래 가게 할 수 있습니다.

나에게 맞는 잡곡을 선택하자

현미밥이 잘 맞으면 상관이 없지만 현미밥이 잘 맞지 않는 경우에는 굳이 현미밥을 고집할 필요가 없습니다. 다른 잡곡을 선택해도 현미밥을 먹는 것과 같은 효과를 낼 수 있습니다. 특히 체질 중에서 현미밥이 잘 맞지 않는 체질들이 있습니다. 8 체질 중 토양 체질, 토음 체질, 금양 체질이 그렇습니다. 목음 체질과 금음 체질도 현미밥을 먹으면 소화가 잘되지 않거나 몸이 힘들어하는 경우가 있습니다. 토양 체질과 토음 체질은 현미밥 대신 보리나 녹두나 메조를 넣고 잡곡밥으로 지어 먹는 것이 좋습니다. 금양 체질과 금음 체질도 팥, 녹두와 메조가 잘 맞습니다. 목음 체질은 흰쌀에 콩과 수수, 율무를 넣고 밥을 지으면 다이어트에 좋습니다.

잡곡밥을 지을 때 곡물 가짓수가 너무 많으면 오히려 영양소 흡수에 방해가 될 수 있어 2가지에서 5가지 정도로 하는 것이 좋습니다. 또한 흰쌀과 섞어서 잡곡밥을 짓는 것이 소화에 부담이 적습니다. 흰쌀과 잡곡의 비율은 9:1로 시작하여 7:3까지 잡곡의 비율을 높일 수 있습니다.

현미밥에 대한 오해

백미가 당뇨에 정말 해로울까?

간혹 당뇨가 있으신 분 중에는 '백미'를 설탕과 동일시하여 독약 보듯이 하는 분들이 있습니다. 백미가 현미보다 혈당 지수가 높은 것은 사실입니다. 50g의 당질을 함유한 표준식품(포도당)을 섭취한 후의 혈당 지수[14]를 100으로 보았을 때, 익힌 백미의 혈당 지수는 69~77 정도이고 익힌 현미의 혈당 지수는 64~72 정도니까요. 하지만 보시다시피 그 차이가 극단적으로 크지는 않습니다.

그리고 혈당에는 혈당 지수만 영향을 끼치는 것이 아닙니다. 당질의 총섭취량과 어떤 음식을 함께 먹는지에 따라 식후 혈당이 달라집니다. 특히 밥을 먹을 때 밥만 먹는 경우는 드물기 때문에 같이 먹는 반찬이나 국이 혈당을 더 크게 좌우하는 경우가 많습니다. 현미밥을 먹더라도 설탕이나 꿀, 물엿, 올리고당을 넣은 찌개나 조림 반찬을 함께 먹으면 흰 쌀밥을 먹을 때보다 혈당이 더 빨리 올라갑니다.

현미밥은 백미밥보다 칼로리가 적게 나간다?

현미와 백미의 차이는 도정 과정의 차이입니다. 결국 같은 쌀로 만들어지는 것이기 때문에 칼로리에 있어서 차이가 없습니다. 즉 현미밥을 먹는다고 해서 식단의 칼로리가 낮아지는 것이 아닙니다.

잠깐! 파스타를 먹으면 살이 빠진다는 것은 사실일까?

파스타 면이 혈당 지수가 낮아 다이어트 음식이라는 말이 있습니다. 사실일까요? 실제로 파스타 면은 혈당 지수가 흰쌀밥이나 밀가루 빵, 감자보다 낮습니다. 단, 통곡물 파스타는 혈당 지수가 낮은 편에 속하지만, 정제된 흰 밀가루 파스타는 오히려 혈당 지수가 높은 편에 속합니다. 그리고 같은 파스타 면이라고 하더라도 알 덴테(al dente)로 조리하면 혈당 지수가 낮아집니다. 그래서 파스타가 훌륭한 다이어트 음식이 될 수 있습니다.

하지만 우리가 밥을 먹을 때 밥만 먹는 것이 아니듯이 파스타를 먹을 때도 파스타 면만 먹는 경우는 드뭅니다. 엑스트라 버진 올리브 오일과 마늘, 새우, 루꼴라로 만든 파스타는 다이어트 음식이 될 수 있지만 맛술과 가공 로제 소스, 치즈가 듬뿍 들어간 파스타를 다이어트 음식으로 보기에는 무리가 있습니다. 항상 식단 전체를 종합적으로 점수를 매겨 보는 눈이 필요합니다.

영원히 가볍게 사는 법

야식 증후군에서
벗어나는 방법

밤만 되면 파블로프의 개처럼 입맛을 다시면서 음식을 찾지는 않으시나요? 비만 연구를 했던 미국의 정신과 의사, 알버트 스턴카드Albert Stunkard는 처음으로 '야식 증후군night eating syndrome'을 발견했습니다. 야식 증후군은 저녁 7시 이후에 먹는 음식량이 하루 동안에 먹는 음식량의 50% 이상을 차지하는 것을 의미합니다. 전기가 귀하던 시절과 달리 밤늦게까지 깨어 있는 시간이 많은 현대인들에게 어느덧 야식이나 늦은 저녁 식사는 자연스러운 생활 방식이 되었습니다. 특히 요즘에는 배달 애플리케이션이 발달하면서 내가 좋아하는 음식을 언제든지 손가락만 몇 번 까딱거리면 먹을 수 있게 되었습니다. 그런데 늦은 시간에 식사를 하면 건강상에 여러 가지 악영향을 끼칩니다. 그렇기 때문에 야식을 즐겨 먹는 것을 단순히 생활 양식 중 하나로 치부할 수만은 없는 것입니다. 그래서 '야식 증후군'이라는 질병에 준하는 정의도 생기게 되었습니다.

나도 야식 증후군일까?

다음 문항 중 5개 이상에 해당된다면 야식 증후군[15]을 앓고 있다는 의미입니다.

1) 잠자리에 드는 시간이 불규칙하다.

2) 새벽 1시 전에 쉽게 잠에 들지 못한다.

3) 잠들기 바로 전까지 음식을 섭취하는 경우가 많다.

4) 수면 도중에 자주 깨는 편이며, 음식 섭취를 위해 잠에서 깰 때가 많다.

5) 밥보다 인스턴트식품과 같은 군것질로 식사를 대체한다.

6) 밤늦게 과식을 하고 죄책감을 느끼는 등 후회하는 일이 많다.

7) 스트레스를 받거나 우울감이 느껴지면 폭식한다.

8) 최근 체중의 변화가 크게 나타나거나 복부 비만이 있다.

9) 흡연을 많이 하고, 일평균 소주 3잔 이상을 마신다.

10) 아침을 거르거나 점심에 식욕이 별로 없다.

야식을 끊어야 하는 이유

인체에는 '생체 시계'가 있어서 해가 뜨고 지는 시간의 흐름에 따라 생체 리듬이 변화합니다. 이것은 인간으로 만들어지면서부터 생긴 것이라 오랫동안 낮과 밤이 바뀐 생활을 했다고 하더라도 생체 리듬이 그에 맞춰서 변하거나 훈련되지 않습니다. 낮에는 내장기의 운동성도 활발하고 음식물을 섭취했을 때 충분히 소화시키고 대사할 수 있도록 호르몬도 왕성하게 분비되지만 해가 지고 난 뒤 저녁 시간과 야심한 시간에는 그렇지 않습니다. 그래서 내장기의 활동이 감소하는 저녁이나 밤에는 음식물을 섭취하는 일이 잦아지면, 점차 혈당을 조절하는 능력이 감소하고 내장 지방이 늘게 됩니다. 당뇨병이나 고지혈증, 비만의 위험성이 높아집니다. 또한 소화가 다 되지 않은 상태로 잠자리에 들게 되면서 역류성 식도염이나 위염 등의 소화기 질환이 생길 수 있고, 배 속에 든 음식물 때문에 수면의 질이 떨어져 잠을 자고 나서도 개운한 느낌이 들지 않습니다.

게다가 음식물을 자기 전에 섭취하면 멜라토닌의 분비가 감소됩니다. 그러면 잠이 쉽게 오지 않아 불면증이 생기게 됩니다. 배불리 먹고 포만감으로 잠을 자려고 하면 당장에는 잠을 청할 수 있을지 몰라도 악순환이 반복되면서 불면증은 점점 더 심해집니다. 우리가 잠을 자는 동안에는 체내에서 불량한 세포는 없애고 필요한 세포는 재생시키는 작용이 일어나는데 이렇게 수면의 질이 떨어지면 이런 작용이 충분히 이루어지지 않으면서 뇌신경 질환이나 치매, 암의 발생률이 높아집니다. 아무리 몸에 좋은 영양제나 항산화제를 챙겨 먹더라도 야식을 자주 먹으면 말짱 도루묵입니다. 그래서 밤과 낮이 자주 바뀌는 교대 근무자들에게 당뇨병이나 고혈압, 비만 등의 질환 발병률이 높습니다.

늦은 시간에 음식을 먹으면 과식을 하기 쉬운 것도 문제입니다. 똑같은 음식과 똑같은 양을 먹더라도 저녁 시간에는 낮보다 포만감이 덜 느껴집니다. 그 이유는 오후가 될수록 코르티솔 분비가 늘어나고 이 때문에 저녁 시간에는 배고픔을 느끼게 만드는 호르몬인 그렐린의 분비가 늘고 식욕을 억제하는 호르몬인 PYY의 분비가 줄어들기 때문입니다.

야식 증후군에서 벗어나는 방법

야식 호르몬을 활용하라!

저녁에 식욕을 끌어올리는 코르티솔을 역으로 이용하면 야식 증후군에서 벗어날 수 있습니다. 그런데 여기에 흥미로운 점이 하나 있습니다. 코르티솔은 배고픔을 만들기도 하지만 운동을 할 때 신체 각성도를 높이고 신진대사를 활발하게 만들기도 하기 때문입니다. 그래서 저녁에 운동하면 똑같은 운동을 하더라도 낮에 할 때보다 효율이 높아집니다. 그러니 야식이 생각나는 시간에 운동화를 신고 달리러 나가거나 집에서 운동 영상을 보면서 홈 트레이닝을 해 보시기를 바랍니다. 자기 제어를 하는 능력이 약하다고 생각이 들면 그 시간에 다른 사람들과 함께 운동할 수 있게 모임에 참가하거나 운동 강습을 등록하는 방법도 좋습니다. 특히 저녁 시간에 하는 가벼운 산책은 칼로리를 소비하고 지방을 태우는 효과 외에도 숙면을 유도하고 기분을 전환시켜 주는 효과가 있습니다.

단 밤에 지나치게 격렬한 운동은 교감 신경을 흥분시켜 오히려 숙면에 방해가 될 수 있습니다. 운동은 1~2시간 이내로 하고, 운동 후반부에는 점차적으로 운동 강도를 낮추면서 정리 운동이나 스트레칭, 심호흡을 하면 교감 신경의 흥분을 가라앉히는 데 도움이 됩니다. 또한 잠자리에 들기 2시간 전에는 운동을 마치는 것이 좋습니다. 운동을 마치고 난 뒤에는 뜨거운 물이 아닌 미지근한 물로 가볍게 샤워하는 것이 피로 해소와 근육의 재생 그리고 숙면에 좋습니다.

일찍 잠자리에 들어라!

운동까지 했다고 하더라도 일찍 잠자리에 들지 않으면 또다시 배고픔을 느낄 수 있습니다. 특히 수면 시간이 부족하면 포만감을 느끼는 호르몬의 분비가 적어져 낮이든 밤이든 폭식을 하게 될 가능성이 높아집니다. 그러니 잠자리에 드는 시각을 최대한 앞당기는 것이 야식 증후군에서 벗어나기 위해 가장 중요합니다.

만일 어쩔 수 없이 늦은 시간에 식사를 해야 한다면 식단을 건강한 음식으로 구성하고 소화되기 쉽게 가볍게 먹는 것이 좋습니다. 샐러드나 우유, 계란을 활용하거나 조미료나 양념이 많지 않은 담백한 한식으로 먹으면 내장기의 부담을 줄이고 일찍 잠자리에 들 수 있게 할 수 있습니다. 특히 밤에 음식을 먹으면 식욕을 억제시키는 호르몬인 렙틴의 분비가 충분치 않아서 낮에 먹을 때보다 포만감을 쉽게 느끼지 못하고 과식을 하게 될 가능성이 높아집니다. 그러니 늦은 시간에 먹을 때는 꼭 먹을 만큼만 양을 덜어 놓고 먹고 식사가 끝나면 바로 이를 닦거나 잠자리에 들 준비를 시작하는 것이 좋습니다.

아침을 황제처럼, 저녁을 거지처럼

아침을 먹지 않거나 식사 시간이 불규칙하면 저녁 식사 때 과식이나 폭식을 할 가능성이 높아집니다. 그렇기 때문에 아침으로 바나나나 계란같이 간단한 음식이라도 먹는 습관을 가지는 것이 좋습니다. 또 삼시 세끼를 간단하게 먹더라도 규칙적으로, 정해진 시간에 먹으려고 노력하세요. 특히 아침과 점심을 충분히 먹어서 하루 동안 섭취하는 칼로리 중 절반 이상을 낮에 먹고 오후 6시 이후에는 가볍게 먹어서 저녁 시간에 섭취하는 칼로리의 양을 전체의 절반 이하로 낮추면 야식 증후군에서 벗어나기가 쉬워지고 복부 지방도 줄일 수 있습니다.

영원히 가볍게 사는 법

너무 먹고 싶어서
참을 수 없을 때는

꼭 식단 관리에 들어가면 이런 행사, 저런 약속이 생기게 됩니다. 수고한 나를 위해 일종의 보상으로 길티 플레저Guilty Pleasure를 안겨 주고 싶을 때도 있고요. 이럴 때 무작정 참는 것이 답이 아닐 수 있답니다. 적절히 욕구를 해소해 가면서 다이어트를 해야 다이어트를 즐겁게 오래 할 수 있습니다. 갑자기 폭식을 하는 것도 막을 수 있습니다. 다이어트에 적이 되는 음식이 너무 먹고 싶을 때 활용하면 좋은 방법을 모아 봤습니다.

아이스크림

아이스크림에 들어가는 설탕과 당류 그리고 그 외 첨가물들은 다이어트에 해로울 수밖에 없습니다. 심지어 31가지 아이스크림을 파는 유명한 B 아이스크림 회사 사장 아들이 절대 아버지 회사의 아이스크림을 먹지 않는다고 말한 일화도 있습니다. 그래도 아이스크림이 너무 먹고 싶으시다면 방법이 있습니다. 우선 우유나 글루텐을 포함한 가공 아이스크림보다는 직접 만든 수제 셔벗이 낫습니다. 과일만으로 직접 셔벗을 만들어 보는 방법도 있습니다. 얼린 과일도 아이스크림을 대체하기에 좋을 수 있습니다. 껍질을 벗긴 바나나에 젓가락을 꽂고 랩을 씌워서 냉동실에서 30분~1시간 정도 넣어뒀다가 드셔 보세요. 달고 부드러운 '천연 바나나 아이스크림'이 됩니다.

초콜릿

밀크초콜릿이나 화이트초콜릿처럼 가공된 초콜릿에는 합성 착향료와 착색료 그리고 다량의 설탕이 들어 있어서 다이어트에 독이 됩니다. 하지만 원래 카카오는 항산화 효과가 있는 폴리페놀을 함유하고 있어서 잘 활용하면 건강에 좋은 간식이 됩니다. 초콜릿을 건강하게 먹으려면 카카오가 70% 이상 함유된 다크 초콜릿을 드시면 됩니다. 카카오 함량이 높은 다크 초콜릿은 혈당 조절에도 도움이 됩니다. 아무리 다크 초콜릿이라 하더라도 너무 많이 먹게 된다고 생각이 들면 카카오닙스를 활용하는 것도 좋은 방법입니다. 카카오닙스는 카카오 빈을 발효, 건조한 것을 로스팅하여 잘게 부순 것입니다. 카카오닙스에는 폴리페놀도 많지만, 식이섬유가 풍부하고 무엇보다도 초콜릿 향은 나지만 달지 않고 약간 쌉싸름한 맛이 나서 식욕을 떨어뜨리는 효과가 있습니다.

햄버거

치즈와 소스가 듬뿍 들어간 햄버거는 다이어트에 적이 될 수 있습니다. 하지만 햄버거를 잘만 활용하면 오히려 다이어트 음식이 되거나 영양소가 다양하게 들어간 건강식이 될 수도 있답니다. 우선 햄버거를 먹을 때 탄산음료와 감자튀김을 같이 먹지 않습니다. 그리고 가능하면 최대한 건강한 재료(예를 들어, 100% 가공되지 않은 육류만으로 만든)로 패티를 만드는 햄버거 가게를 찾는 것이 좋습니다. 또 집에서 먹는다면 양상추나 토마토, 양파 등의 신선한 야채를 추가로 넣어서 먹거나 빵 대신 야채로 싸서 먹으면 다이어트에 도움이 됩니다.

빵

빵에 중독되어 있는 분들이 정말 많습니다. 밥은 안 먹을 수 있어도 빵은 끊을 수 없다고 단호하게 말씀하시는 분들도 있습니다. 하지만 빵이 주식인 민족들이 있듯이 빵이 무조건 다이어트에 해로운 음식은 아닙니다. 다만 팥빵이나 크림이 잔뜩 올라간 빵처럼 단맛이 강한 빵이나 설탕, 첨가물, 마가린 등이 들어간 빵은 피해야 합니다. 대신에 통곡물로 만든 빵을 먹거나 기름에 튀기지 않은 빵을 찾는 것이 좋습니다. 그리고 빵을 즐기면 살이 찌기 쉬운 다른 원인은 빵을 먹을 때 빵만, 그러니까 당질 음식만 먹는 경우가 많기 때문입니다. 그러면 혈당이 롤러코스터 타듯 오르고 내리게 되면서 혈당 조절 장애나 당뇨가 생길 가능성도 높아집니다. 빵을 먹을 때 샌드위치처럼 먹거나 야채나 연어, 버섯,

계란 등을 곁들여 먹으면 건강하게 먹을 수 있습니다.

치킨

죄책감을 덜고 먹기 위해서는 일단 양념을 빼는 것이 좋습니다. 그리고 과감하게 튀김 옷이 없는 구운 치킨을 먹으면 더 좋습니다. 채 썬 파를 듬뿍 올려서 먹거나 깻잎에 치킨을 싸서 먹어 보세요. 또 치킨 무 대신 신선한 야채 샐러드를 곁들여 먹으면 더 좋습니다. 치킨을 배달시켜 먹는 대신 집에서 닭고기를 올리브유에 구워서 쌈 채소나 생당근과 된장, 젓갈, 소금에 곁들여 먹으면 더 훌륭합니다.

영원히 가볍게 사는 법

차를 마시면,
살이 빠진다

중국인들이 기름진 음식을 많이 먹어도 비만 인구가 적은 이유가 차^{Tea}때문이라는 말을 들어보셨나요? 사실 차는 크게 두 가지로 나눌 수 있는데 동백나무의 한 종인 차나무^{Camellia} ^{sinensis}의 잎을 우린 '차인 차'와 그 외의 곡물, 허브, 한약재 등을 우려낸 차와 물에 타서 마시는 것들까지 광범위하게 포괄하는 '차 아닌 차'입니다. 이중 중국인들이 마시는 차는 차인 차로 녹차, 백차, 보이차, 우롱차(청차), 황차가 여기에 해당합니다. 모두 차나무 잎으로 만든 차이기 때문입니다.

중국인들이 즐겨 마시는 차가 아니더라도 다이어트에 도움이 되는 차들이 있습니다. 그리고 차를 잘 이용하면 음식 중독에서 벗어나는 데 도움이 될 수 있습니다.

다이어트에 활용할 수 있는 차 유형 3가지

신진대사를 증진시키는 차

차나무Camellia sinensis의 잎으로 만든 녹차, 홍차, 보이차, 백차, 황차, 청차(우롱차)에는 카테킨이라고 불리는 플라보노이드가 함유되어 있습니다. 플라보노이드는 항산화 성분으로 항암 효과나 항노화 효과를 냅니다. 이 중 차에 들어 있는 카테킨은 신진대사를 증진시키는 효과가 있어 다이어트에도 도움이 됩니다. 게다가 차나무 잎으로 만든 차에는 커피처럼 카페인이 있습니다. 카페인은 중추 신경계를 자극하여 인체를 각성시키면서 허기를 잊게 하고 근육의 운동 능력을 향상합니다. 그래서 운동 전에 먹는 단백질 보충제에 카페인이나 차 성분이 들어 있는 경우가 많습니다.

그런데 차나무의 잎으로 만든 차 외에 카페인이 함유되어 신진대사를 증진시키는 허브차가 있습니다. 바로 마테차입니다. 마테차는 우리에게는 그다지 익숙하지 않은 차지만 세계 3대 차로 꼽힐 정도로 소비량이 많은 차입니다. 특히 남미에서 많이 마시는데 색깔은 녹차와 비슷하지만 좀 더 강하고 씁쓸한 맛과 풀 향이 납니다. 마테차에 들어 있는 클로로겐산은 커피 원두에서도 발견되는 것으로 콜레스테롤의 생합성을 억제하고 혈당 수치를 감소시키고 심혈관 질환을 예방하는 효과가 있는 것으로 알려져 있습니다.

우리가 흔히 볼 수 있는 차 중에서도 카페인이 있는 차가 있습니다.

바로 둥굴레차[16]입니다. 둥굴레차 한 잔에는 커피 한 잔 반 정도에 해당하는 카페인이 들어 있습니다. 둥굴레는 한방에서는 옥죽玉竹이라고 하여 허한 증상을 보할 때 약재로 씁니다. 둥굴레는 혈당을 내리고 인슐린 저항성을 개선하여 당뇨를 예방하고 관리하는 데 도움이 되는 것으로 알려져 있고 혈압을 내리고 지방 세포의 분화를 억제하여 살이 찌는 것을 막는 효과가 있습니다.

포만감을 높여 주는 차

차나무 잎으로 만든 차에는 테아닌이라는 아미노산이 들어 있습니다. 테아닌은 긴장을 완화시키는 효과가 있는 것으로 알려져 있는데, 감칠맛을 내는 성분이기도 합니다. 그리고 이 감칠맛은 포만감을 증진시켜 주는 효과가 있습니다. 그래서 식사를 하고 난 뒤에 차를 한 잔 마시면 포만감이 커지면서 마음이 편해지는 효과가 있습니다. 차의 카페인이 불안감이나 불면증을 유발할 수 있지만 동시에 차의 테아닌은 숙면을 유도하는 효과가 있답니다. 이것이 차의 카페인으로 인한 부작용이 커피의 카페인으로 인한 부작용보다 적은 이유이기도 합니다.

차나무 잎으로 만든 차 외에 포만감을 증폭시키는 차로 코코아 분말 차를 추천합니다. 코코아 분말은 카카오 빈에 강한 압력을 가하고 갈아서 만듭니다. 설탕이 들어 있지 않은 순수한 코코아 분말은 핫초코를 마실 때와 달리 달지 않고 쌉쌀한 맛이 나지만 물에 타서 마시면 풍부한 식이섬유 덕분에 포만감이 큽니다. 그리고 코코아 분말은 혈당에 영향을 크게 주지 않으면서 식욕을 줄여주는 효과가 있습니다. 또한 코코아 분말에 풍부하게 들어 있는 폴리페놀은 좋은 콜레스테롤의 수치를 높여 심혈관 질환을 예방하는 효능도 있습니다.

식욕을 줄여 주는 차

차의 맛과 향기를 활용해 식욕을 감소시킬 수 있습니다. 민트 티는 식욕을 떨어뜨리는 대표적인 차입니다. 배고픔을 줄이는 효과가 몇 시간씩 지속되기도 합니다. 민트 향이 나는 치약으로 양치를 해도 식욕이 떨어집니다. 히비스커스 티도 식욕을 감퇴시킬 수 있습니다. 히비스커스 티는 맑고 붉은 수색에 새콤한 맛이 특징인데 식욕을 떨어뜨리고 포만감을 느끼게 하며 복부 지방을 줄여 주는 효능도 있다고 알려져 있습니다.

차로 뇌를 속여서 식욕을 줄일 수도 있습니다. 코코아 분말차나 카카오닙스 차는 초콜릿 향이 나기 때문에 마치 초콜릿을 먹은 것과 같은 착각을 일으킵니다. 그래서 달콤한 디저트를 먹고 싶은 식욕을 줄여 줍니다. 그리고 차나무 잎으로 만든 차들 중 가향이 된 홍차나 우롱차 그리고 허브티 중에서도 향이 입혀진 차들은 그 향으로 인해 뇌가 마치 그 향기의 음식을 먹은 것처럼 여기게 속일 수 있습니다. 여성에게 인기가 많은 밀키 우롱차는 연유 향이 나지만 실제로 단맛은 없어 다이어트 중에 간식 대신 활용하면 좋습니다.

다이어트를 하면서 차를 마실 때 주의점

살을 찌우는 차도 있다

차 중에는 살이 빠지는 데 도움이 되지 않는 차들도 있습니다. 대표적인 것이 분말로 만든 차입니다. 율무차나 쌍화차, 혹은 가루로 만들어 물에 타 먹는 차 중에 단맛을 내는 성분이 있는 차들은 살을 빼는 데 오히려 방해가 될 수 있습니다. 또한 차를 마실 때 꿀이나 설탕, 과일청을 넣어서 마시면 마찬가지로 다이어트에 그다지 도움이 되지 않으니 참고하시기를 바랍니다.

차의 카페인도 주의해야 한다

차나무 잎으로 만든 차와 마테차는 카페인을 함유하고 있어 과도하게 마시면 불면증이나 불안감이 생길 수 있습니다. 그러므로 카페인이 함유된 차들은 오후 3시 이전에 마시는 것이 좋고 카페인에 민감하다면 카페인이 없는 차를 활용하는 것이 바람직합니다.

이뇨 작용이 있는 차도 과도하면 독이 된다

차인 차를 비롯하여 히비스커스 티와 같이 이뇨 작용을 가진 차들은 적당량을 마시면 부기 해소에 도움이 되지만 지나치게 많이 마시면 전해질 불균형을 일으켜 메스꺼움이나 구토, 설사를 유발할 수 있고 골밀도 감소나 근 손실도 야기할 수 있습니다. 장기적으로는 부종이 더 생기기도 합니다. 이뇨 작용이 있는 차를 마실 때는 반드시 물도 충분히 섭취하는 것이 좋습니다.

· 커피는 건강식품일까? ·

한국인의 커피 소비량은 전 세계에서 몇 등일까요? 한 조사 기관의 보고[17]에 따르면 2020년 기준 세계 2위이며 1인당 367잔을 소비하여 전 세계 평균(161잔)보다 2배 이상 소비하고 있다고 합니다. 한국 커피 시장도 급속하게 커지고 있어 해외 유명 커피 브랜드들이 계속해서 들어오고 있지만 모순되게도 '커피, 끊어야 하는데', '커피 좀 줄여야 하는데'라고 말하는 사람들도 심심찮게 볼 수 있습니다. 어떤 사람들은 커피가 건강에 해롭다고 하고 어떤 사람들은 커피가 오히려 건강에 이롭다고 합니다. 과연 커피는 건강식품일까요?

커피가 건강에 해로운 이유

카페인

커피를 마시면 위장장애, 골다공증, 심장 두근거림, 환청과 환각 등이 생길 수 있습니다. 이런 커피의 부작용들은 대부분 카페인 때문에 생깁니다. 커피 100g에는 약 1.3%의 카페인이 함유되어 있습니다. 커피를 마시면 혈액 내 카페인 농도는 섭취 후 30분에서 1시간 정도에 최고에 달했다가 시간이 지나면서 점점 감소하여 24시간 이내에 소실됩니다. 카페인은 위장의 위산 분비를 촉진시키기 때문에 위염이나 역류성 식도염을 일으킬 수 있고, 장에서의 칼슘 흡수를 방해할 뿐만 아니라 소변이나 대변으로 더 많은 칼슘이 빠져나가게 하기 때문에 뼈가 약해질 수 있습니다. 따라서 위염, 특히 만성 위염이나 위궤양이 있는 경우나 골다공증이 있으신 분들, 특히 폐경기 여성에게는 커피가 해로울 수 있습니다. 그리고 요실금, 관절염, 기관지 질환이 있는 사람도 카페인 섭취를 삼가는 것이 좋습니다.

곰팡이

지연형 알레르기 검사를 해보면 곰팡이 알레르기를 갖고 있는 사람들이 꽤나 많습니다. 그런데 커피에 곰팡이 독소가 존재할 수 있습니다. 커피나무나 원두 유통 과정, 원두를 볶는 과정에서도 곰팡이가 생길 가능성이 매우 높습니다. 브라질산

생커피콩을 검사한 한 연구에서는 90% 이상의 가공 처리 전 원두가 곰팡이 독소에 오염된 것을 입증했다고 합니다. 원두는 유통되고 가공되는 동안에도, 심지어 커피를 내리는 커피메이커 내에서도 곰팡이 독소에 오염될 수 있습니다. 그리고 이 곰팡이 독소는 두통, 피로감, 복통, 빈혈 등을 일으킬 수 있습니다. 식욕을 떨어뜨리기도 합니다. 그래서 커피를 마시고 나서 느꼈던 여러 가지 증상들이 커피 자체가 아니라 커피의 곰팡이 독소 때문이었을 가능성도 매우 높습니다.

커피가 건강에 이로운 이유

두 얼굴의 카페인

카페인은 적당히 섭취하면 이로울 수 있습니다. 그중 하나가 알츠하이머병 같은 퇴행성 신경 질환의 두뇌 염증 활성화를 막아서 뇌에 염증이 생기지 않도록 예방하고 인지 능력 저하를 완화하는 것입니다. 또한 카페인이 인슐린 감수성을 높여 주는 역할을 하는데, 인슐린 감수성이 높을수록 살이 잘 찌지 않게 되거나 살을 빼는 데 도움이 된답니다. 커피를 마시고 운동을 하면 카페인 때문에 운동 능력이 향상되어 카페인이 한때 올림픽 같은 국제 경기 도핑 약물 목록에 있었습니다. 2003년에 카페인이 도핑 약물 목록에서 빠지긴 했는데, 그 이유는 카페인이 농도에 비례하여 운동 능력을 향상시키는 것이 아니라 적은 양에서 더 높은 효과를 보이기도 해서 농도를 기준으로 삼는 것이 실효성이 떨어지기 때문이라고 합니다. 그래서 지금은 운동선수들이 경기 전에 합법적으로 커피 도핑을 하기도 합니다. 그뿐만 아니라, 카페인은 피로감과 두통을 없애는 치료제, 항알레르기제로 쓰이고 있기도 하고요.

커피는 강력한 항산화 식품이자 항암 식품

염증을 줄이는 항산화 효과가 있다고 알려진 폴리페놀은 레드 와인, 홍차, 초콜릿 등에 들어 있습니다. 그런데 커피에는 와인에 들어 있는 양의 3배에 달하는 폴리페놀이 들어 있습니다. 커피 자체가 강력한 항산화 식품인 것입니다. 그래서 한때 커피가 발암 물질로 분류된 적이 있었지만 2016년에 세계보건기구(WHO)는 커피를 발암 물질 군에서 제외시켰습니다. 오히려 커피가 뇌종양이나 유방암을 예방

영원히 가볍게 사는 법

하는 효과들이 보고되고 있습니다. 단, 뜨거운 커피를 자주 마시면 식도암에 걸릴 위험은 커지니 주의해야 합니다. 또한 커피에 존재하는 카와웰과 카페스톨 등의 커피 오일은 항염증 효과가 있어서 간경변을 예방한다는 연구 결과가 있습니다.

커피를 건강식품처럼 마시려면 알아야 할 5가지

카페인양을 제한하라

커피로 인해 생길 수 있는 문제들의 상당수가 과도한 카페인 섭취 때문이기에 카페인양을 조절하는 것이 중요합니다. 성인의 경우 하루 동안 400mg의 카페인이 허용되는데, 커피 전문점의 아메리카노 1잔은 보통 100mg에서 많게는 285mg 정도의 카페인을 함유하고 있다고 합니다. 하루에 1잔에서 많게는 3잔까지 허용된다는 뜻입니다. 하지만 허용되는 양이 건강한 양이라는 의미는 아닙니다. 하루에 2잔 넘게 커피를 장기간 마신 사람은 뇌졸중과 인지 기능 저하, 불면증이 생길 위험성이 커진다는 연구 보고도 있으니 건강을 위해 마신다면 하루 한 잔 정도가 적당합니다.

임산부는 1일 150∼300mg까지 카페인이 허용됩니다. 허용된 양 안에서 마시더라도 임산부는 임신하지 않은 일반인에 비해 카페인 대사 속도가 느립니다. 일반적인 성인은 카페인 농도가 몸에서 반으로 줄어드는 데 3∼5시간 정도밖에 걸리지 않지만 임산부는 18시간이나 걸립니다. 또한 소아에게도 체중 1kg당 2.5mg까지 카페인 섭취가 허용되지만, 취학 전 소아는 카페인 농도가 반으로 줄어드는 데에는 약 98시간까지 걸리므로 카페인 섭취를 권장하지 않습니다.

그리고 카페인에 민감한 체질들이 있습니다. 8 체질 중 금양 체질, 금음 체질, 수양 체질, 수음 체질 그리고 카페인을 조금만 섭취해도 가슴이 두근거리거나 수면의 질이 떨어지는 등 부작용이 있는 분들은 디카페인 커피로 즐기거나 카페인이 없는 음료로 대체하는 것이 좋습니다.

신선한 원두를 찾아라

커피가 암을 예방할 수 있다고 하지만 곰팡이 독소에 오염된 원두나 과하게 볶거나 잘못 볶은 커피콩은 여전히 암을 유발할 수 있습니다. 수확한 지 오래된 원두, 건식법으로 가공한 원두에는 곰팡이 독소가 생길 가능성이 높습니다. 구입한 커피를 오래 두거나 커피메이커를 자주 세척하지 않아도 곰팡이 독소가 생길 수 있습니다. 특히 가공된 인스턴트 커피, 디카페인 커피, 액상 커피에 곰팡이 독소가 많을 확률이 높습니다. 가공된 커피를 피하고 신선한 원두로 로스팅하여 내리는 커피를 마시면 곰팡이 독소에 노출될 위험성을 줄일 수 있습니다. 곰팡이 독소 테스트를 거쳐 생산하는 커피도 있습니다.

커피와 궁합이 맞지 않는 것들 피하기

감기약이나 타이레놀, 아스피린 같은 소염진통제를 복용할 때는 커피를 마시면 신장에 부담이 될 수 있습니다. 또한 약에 카페인 성분이 들어 있는 경우가 있기 때문에 약을 복용한다면 반드시 복약 주의 사항을 살펴보거나 주치의에게 문의하여 커피를 마셔도 되는지 확인해야 합니다.

또 흡연을 하면서 커피를 마시면 혈압을 상승시켜 고혈압을 유발한다는 보고가 있습니다. 특히 고혈압 환자의 경우 더더욱 커피를 마시며 흡연하는 행위는 금물입니다.

커피를 다이어트에 활용하는 법

신선한 원두로 내린 커피에 우유 대신 목초를 먹여 키운 소의 젖으로 만든 유지방 함량 99% 이상인 유기농 버터를 넣고 몸에 좋은 오일을 넣으면 방탄 커피가 됩니다. 방탄 커피는 실리콘 밸리 출신 데이브 애스프리가 티베트를 여행하면서 원주민들이 야크 버터 차를 마시면서 체온을 유지하는 것을 보고 만들었습니다. 우리나라에서는 저탄고지 다이어트가 유행하면서 널리 알려지게 되었습니다. 방탄 커피는 칼로리가 높아서 아침 식사를 대체할 수 있고 하루를 시작하는 데 활기를 불어넣어 줄 수 있어 다이어트를 하는데 아침을 챙겨 먹을 자신이 없다면 권해 드리는 음식입니다.

또 운동을 하기 1시간 전에 커피를 한 잔 마시면 운동 능력을 향상시키고 근육통을 줄일 수 있습니다. 단, 카페인의 이뇨 작용 때문에 수분이 손실되는 면이 있으니 커피를 마실 때 물을 300ml 이상 함께 마시면 좋고 운동을 하는 동안에 그리고 운동 후에도 물을 충분히 마시는 것이 좋습니다.

달콤한 커피 믹스는 절대 건강식품이 될 수 없다

　설탕과 물엿, 식물성 크림 등이 들어 있는 인스턴트커피, 일명 커피 믹스는 절대로 건강식품이 될 수 없습니다. 특히 액상과당을 넣어서 단맛이 나는 커피는 당뇨, 심혈관 질환, 비만을 유발합니다.

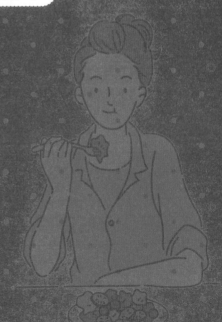

3장

지속 가능한 다이어트의 전략, 올바른 식습관 만들기

배부름이 오래가도록
식단을 짜 보자

           다이어트를 할 때 가장 어려운 것이 바로 식욕 조절입니다. 운동은 마음만 먹으면 3~4시간도 하겠는데, 식단을 지키기가 어려워서 다이어트를 포기하는 분들이 많습니다. 하지만 배고픔을 느끼는 것은 절대로 잘못된 것이 아닙니다. 정상적인 위장을 가졌다면 식사를 하고 나서 2시간쯤 지난 뒤부터 배에서 꼬르륵 소리가 날 수 있습니다. 그렇다 하더라도 이왕이면 포만감이 오래갈수록 다이어트가 쉬워질 수밖에 없습니다.

  포만감은 단순히 식사량으로만 결정되는 것이 아닙니다. 먹는 양만큼이나 얼마나 질 좋은 식사를 하는지도 포만감에 영향을 줍니다. 그뿐만 아니라 영양 성분의 구성과 열량 구성의 균형에 따라서 인슐린이나 글루코스, 아미노산, 아디포넥틴 등의 양이 달라지면서 우리가 느끼는 포만감의 정도와 지속 시간도 달라지게 됩니다. 배고픔이 덜 느껴지고 오랫동안 포만감을 유지할 수 있는 식단 짜는 법을 알려 드리도록 하겠습니다.

단백질 음식은 포만감을 크게 만든다

고단백 식품을 먹을수록 포만감이 큽니다. 그래서 닭가슴살을 먹을 때 빵을 먹을 때보다 포만감이 더 많이 생깁니다. 그런데 같은 양을 먹을 때 스테이크보다 생선 살이 단백질 함량이 더 많고 포만감을 더 많이 줍니다. 그리고 단순히 단백질을 많이 먹는 것보다 단백질에서 얻는 열량이 더 큰 식품일수록 포만감을 많이 느끼게 합니다. 그래서 콩류보다 달걀이, 달걀보다 스테이크와 생선 살을 먹었을 때 포만감이 더 큽니다.

섬유질이 많은 음식은 포만감이 빨리 생긴다

섬유질이 많은 음식은 포만감을, 특히 초기 포만감을 많이 느끼게 합니다. 그래서 샐러드를 먹으면 배가 빨리 불러지면서 많은 양을 먹기 힘들어집니다. 케이크보다 식빵이 그리고 식빵보다 오렌지나 콩이 포만감이 큰 이유도 바로 이 섬유질 때문입니다. 대부분의 채소와 과일이 섬유질을 많이 함유하고 있으며, 김이나 미역, 다시마, 파래와 같은 해조류도 섬유질이 풍부하답니다.

지방은 포만감을 늘리기도 줄이기도 한다

당분 음식은 위장에서 2~3시간 정도면 소화가 끝나고, 단백질 음식

영원히 가볍게 사는 법

은 위장에서 소화되는 데 4~5시간 정도 걸립니다. 지방질은 위장에서 가장 오래 머무는데, 그 시간이 무려 6시간에서 길게는 8시간까지 소요됩니다. 그래서 계란이나 치즈, 오일을 뿌린 샐러드와 같이 지방질이 많은 음식은 포만감이 오래갑니다.

그런데 주의해야 할 점이 있습니다. 지방과 탄수화물(전분)이 합쳐지면 똑같은 지방을 먹더라도 포만감을 느끼기가 어려워서 과식하기 쉬워집니다. 그래서 지방+탄수화물(전분) 조합은 다이어트를 할 때 반드시 피해야 하는 조합입니다. 대표적인 예가 감자튀김입니다. 찐 감자만 먹을 때는 포만감이 잘 느껴집니다. 하지만 감자를 기름에 튀긴 감자칩이나 감자튀김은 포만감이 잘 느껴지지 않아 생각 없이 먹다 보면 한 봉지를 다 먹어 버리기 매우 쉽습니다. 기름에 튀겨서 만드는 도넛과 볶음밥도 마찬가지입니다.

위 내용들을 종합하면 포만감을 가장 많이 주는 식단의 조합은 섬유질과 단백질을 함께 먹을 때입니다. 브로콜리와 닭가슴살을 함께 먹거나 양배추와 생선 살을 함께 먹을 때 포만감이 오래가고 배부름이 더 많이 느껴집니다. 전분이 적은 식단이라면 몸에 좋은 지방, 즉 올리브 오일이나 아보카도 오일을 첨가해서 먹거나 지방을 함유한 계란이나 스테이크, 생선을 섬유질이 많은 채소나 해조류와 함께 먹어도 포만감이 오래 가게 만들 수 있습니다.

특히 식물성 음식 중에서는 아스파라거스, 양배추, 비트, 상추, 브로콜리, 콜리플라워가 포만감이 많이 느껴지는 편입니다. 그다음으로 셀러리, 양파, 케일, 무, 가지를 들 수 있습니다. 이에 비해 렌틸콩, 검은 콩, 씨앗류는 상대적으로 포만감을 덜 느낄 수 있습니다. 쌀국수와 빵은 포만감이 덜 느껴지는 편입니다. 동물성 식품 중에서는 조개류와 가재, 굴, 홍합, 소의 간이 포만감이 큰 편입니다. 그다음이 달걀과 닭가슴살, 단백질 파우더입니다. 그래서 조개와 홍합을 브로콜리 아스파라거스와 함께 올리브 오일로 조리해서 먹는 것이 닭가슴살과 단백질 파우더만 먹는 것 보다 포만감이 오래갑니다. 반면에 리코타 치즈나 모차렐라 치즈, 소시지, 닭 껍질은 포만감이 덜 느껴지는 편이랍니다.

자연식품의 당과 첨가하는 당은 다르다

사과나 귤과 같이 과일에 들어 있는 당분은 포만감이 비교적 잘 느껴지는 편입니다. 그렇지만 케이크나 음료수에 들어가는 첨가하는 설탕과 과당은 자연식품에 원래 들어 있는 당과 달리 포만감이 잘 느껴지지 않아 과식하기 쉽습니다. 그리고 고구마나 연근, 당근과 같은 뿌리채소의 당분은 구워서 먹을 때보다 쪄서 먹으면 소화가 천천히 되면서 포만감이 오래가는 특징이 있습니다. 다이어트를 할 때 고구마는 군고구마보다 찐고구마가, 찐고구마보다 생고구마가 더 좋습니다.

가공식품보다 자연식품이 포만감이 오래 가는 이유

자연 그대로의 식품에는 탄수화물(전분)과 지방이 함께 들어 있는 식품이 없습니다. 그리고 단맛이 나는 식품이라고 하더라도 가공식품의 단맛보다 포만감이 오래갑니다. 그래서 가공식품을 자주 섭취하는 사람은 자연식품을 위주로 먹는 사람보다 평소에 포만감을 잘 느끼지 못하고 비만이 될 가능성이 높습니다.

씹어야
살이 빠진다

●

어떤 일이든 참는 것보다 하는 것이 더 쉽습니다. 다이어트를 할 때도 마찬가지입니다. '배고픔을 참고 견디려고' 하는 것보다 '포만감을 잘 느끼게' 하는 것에 초점을 맞추면 다이어트가 훨씬 쉬워지고 성공률이 높아집니다. '씹는 것'은 포만감을 느끼기 위해 해야 하는 첫 번째 행위입니다.

우리가 숨을 쉬는 것처럼 먹을 때 씹는 것이 당연하다고 생각할지 모릅니다. 하지만 의외로 제대로 씹지 못해서, 충분히 씹지 못해서 살이 찌는 사람이 많습니다. 사람들은 점점 더 인공적이고 강한 맛 그리고 부드러운 음식을 찾고 있습니다. 의학계에서는 이런 현대인들의 식품 기호성을 비만 인구 증가의 원인 중 하나로 꼽기도 합니다. 잘 씹지 않고 빨리 먹으면 과체중이나 비만이 될 가능성이 높아지기 때문입니다. 간편하게 먹을 수 있는 단백질 셰이크나 식사 대용 스무디, 출출할 때

영원히 가볍게 사는 법

바로 먹을 수 있는 곤약 젤리만 봐도 우리가 얼마나 많은 '씹을 기회'를 놓치고 있는지를 알 수 있습니다.

씹으면 살이 빠지는 이유

단백질 셰이크로 식사를 대체하려고 했는데, 셰이크만 먹으니 속이 허해서 고구마를 먹게 되고, 고구마를 먹고 나니 짭짤한 것이 당겨서 치즈를 먹게 되고, 또 과일을 먹게 됩니다. 이렇게 먹을 거였으면 차라리 처음부터 밥을 먹을 걸 그랬다는 생각이 든 적 없으신가요? 이런 참사가 생기게 된 이유는 셰이크를 마시면서 씹는 행위가 부족하면서 포만감이 들지 않았기 때문입니다.

많은 사람들이 포만감은 '물리적인 양'에 따라 결정된다고 생각합니다. 하지만 음식을 먹을 때 위턱과 아래턱을 움직이는 저작 활동도 포만감을 느끼게 하는 데 큰 영향을 줍니다. 음식을 천천히 오래 씹으면 잇몸과 교근에 분포하는 삼차 신경의 분지가 흥분됩니다. 그 신호는 중뇌의 저작 중추에 전달되고 이로 인해 시상하부가 자극되어 신경 히스타민이 분비됩니다. 그리고 시상하부의 포만 중추에 작용하여 포만감이 느껴지면서 식욕을 줄이고 내장 지방의 분해와 체지방 분해를 촉진시킵니다.

어떤 연구에서는 천천히 먹는 사람이 빨리 먹는 사람보다 11.4% 더 적은 칼로리를 섭취해도 식사 시간이 20분이 넘어가면 포만감을 느끼는 데 있어서 더 많이 먹은 사람과 차이가 없었다고 합니다. 즉 천천히 많이 씹어 먹으면 적게 먹어도 포만감이 커집니다.

또한 천천히 많이 씹는 훈련을 하면 점점 더 포만감을 느끼는 감각이 예민해집니다. 그래서 점점 식욕이 더 잘 조절되고 포만감을 제때 느낄 수 있어 과식을 하지 않게 됩니다. 음식을 15번을 씹었을 때보다 40번을 씹었을 때 식욕을 증가시키는 호르몬인 그렐린의 농도가 낮아지고 포만감을 느끼게 하는 호르몬들은 증가했다는 연구 보고도 있습니다.

음식을 먹을 때 덩어리가 없어질 때까지 완전히 씹으면 소화를 시키면서 소모하는 칼로리량도 늘어납니다. 물론 이때 소모하는 칼로리양의 차이가 한 끼에 있어서는 크지 않을 수 있습니다. 하지만 매 식사 때마다 생기는 차이가 한 달 그리고 일 년이 모이면 커질 수 있습니다. 그리고 천천히 씹으면 위장관으로 가는 혈류량이 늘어나 소화 불량도 줄일 수 있습니다.

많이 씹어야 하는 메뉴를 선택하자

야채즙보다 믹서로 굵게 간 야채 주스가 그리고 주스보다 야채 스틱이나 쌈 야채가 많이 씹을 수 있습니다. 콩으로 만든 두유나 셰이크보다 콩자반이나 콩밥이 더 씹어 먹기 좋습니다. 고기를 먹더라도 떡갈비나 불고기보다 구운 고기나 삶은 고기가 씹는 횟수를 늘릴 수 있습니다. 군고구마나 삶은 고구마보다 생고구마가 더 많이 씹어야 합니다. 카스텔라 빵보다 치아바타를 먹을 때 더 씹게 됩니다. 대체로 가공이 덜 되고 조리 과정이 단순할수록 씹는 횟수를 늘릴 수 있습니다.

영원히 가볍게 사는 법

느긋하게 식사하자

식사 시간을 충분히 갖는 것도 중요합니다. 만약 10분 안에 식사를 끝내야 한다면 많이 씹는 것은 불가능합니다. 그렇기에 식사 시간이 20분이 넘어가면 좋습니다. 경쟁하는 것을 좋아하는 사람이라면 식사할 때마다 내 앞에 있는 사람보다 '더 적은 양'을 떠먹으면서 '더 많이 씹고', '더 오래 먹으면' 이긴다고 생각하며 먹는 것이 좋습니다. 그 경기에서 많이 이길수록 배부름은 더 많이 느끼면서 살은 도리어 빠지는 보상을 받을 수 있을 것입니다.

언제까지 퍽퍽한
닭가슴살만 드실 겁니까?

●

약방에 감초가 있다면 다이어트 도시락에는 닭가슴살이 빠지지 않습니다. 요즘에는 닭가슴살로 만든 소시지, 큐브, 셰이크, 만두 등 정말 다양하게 닭가슴살을 먹을 수 있습니다. 이렇게 닭가슴살이 다이어트 대표 음식이 된 가장 큰 이유는 닭가슴살이 고단백 식품이기 때문입니다. 닭가슴살의 약 23% 정도가 단백질입니다. 다이어트를 할 때 단백질을 충분히 섭취해야 근육의 손실을 줄일 수 있고, 인슐린에 대한 저항성을 줄이고 식욕을 줄이는 데 도움이 됩니다. 또한 닭가슴살은 저지방 식품이기도 합니다. 닭가슴살 100g에는 1g 정도의 지방밖에 들어 있지 않고, 칼로리도 98kcal밖에 되지 않아서 '저지방 저열량 식단'에는 완벽한 식재료가 됩니다.

그런데 아무리 다양한 맛과 형태의 닭가슴살 식품들이 있다고 하더라도 단점은 있습니다. 특히 퍽퍽한 식감을 싫어하시는 사람이라면 매일 닭가슴살을 먹는 것이 곤욕일 수밖에 없습니다. 닭고기가 체질에 맞지 않는 사람도 있습니다. 체질에 맞지 않는 사람이 닭가슴살을 매일 먹으면서 다이어트를 하면 소화 불량, 변비, 피로감, 두통 등이 생길 수 있습니다.

닭가슴살이 1등 단백 식품일까?

그림 3-1은 단백질의 함량이 높은 순으로 단백질 식품들을 나열한 것입니다. 우선 닭가슴살 외에도 소고기, 돼지고기, 양고기, 새우, 랍스터, 멸치, 계란, 호박씨 등 수많은 단백질 식품들이 있습니다. 게다가 동물성 단백질 중 단백질 함유량 1위는 닭가슴살이 아닌 소의 우둔살이 차지했습니다. 소의 우둔살에는 무려 36% 정도가 단백질로 이루어져 있습니다. 2위가 돼지 베이컨이고, 바다의 우유라고도 불리는 굴은 닭고기와 비슷한 비율인 29% 가까이 되는 단백질을 가지고 있습니다. 익힌 연어도 단백질이 25% 정도 됩니다. 유제품이나 땅콩, 두부 등 식물에도 단백질이 들어 있습니다. 즉 단백 식품으로 닭가슴살만 고집할 필요가 없는 것입니다.

특히나 지방이 적은 닭가슴살만 고집하여 단백질을 섭취하면 머리가 멍해지거나 몸에 염증이 생기는 부작용이 생길 수 있습니다. 또 처음에는 포만감이 느껴지더라도 자꾸 단 음식이 뒤에 먹고 싶어지기도 합니다. 그 이유는 다른 영양소들에 비해 단백질을 소화시키는 것이 어렵기 때문입니다. 그리고 간이 단백질을 이용해서 에너지를 내려면 대사 작

동물성 단백질 식품	무게 100g당 식용 단백질량	식물성 및 유제품 단백질 식품	무게 100g당 식용 단백질량
소고기 우둔살	36.12g	호박씨	32.97g
돼지 베이컨	35.73g	땅콩버터	25.09g
소고기 브리스킷	33.26g	체더 치즈	24.90g
소고기 스테이크	31.06g	몬터레이 잭 치즈	24.48g
소고기 등심	30.55g	콜비 치즈	23.76g
돼지 등심	30.48g	땅콩	23.68g
블루핀 튜나	29.91g	모차렐라 치즈	22.17g
터키 베이컨	29.60g	아몬드	22.09g
닭(다크 미트)	28.99g	피스타치오	21.35g
굴	28.81g	아마씨	19.50g
소고기 안심	28.51g	두부	17.19g
칠면조(화이트 미트)	28.48g	귀리	16.89g
소 신장	27.27g	달걀노른자	15.86g
광어(넙치과 생선)	26.69g	캐슈너트	15.31g
송어	26.63g	헤이즐넛	15.03g
송아지 고기	25.93g	호두	15.03g
연어	25.56g	달걀 프라이	13.63g
소간	25.51g	대두	13.10g
거위 고기	25.16g	유청	12.93g
캐비어	24.60g	코티지 치즈	12.49g
양고기	24.52g	리코타 치즈	11.26g
민물 농어	24.18g	피칸	9.50g
가자미	24.16g	렌틸콩	9.02g
소고기 티본	24.05g	밀빵	8.80g
(80% 지방이 제거된) 햄버거	24.04g	도토리	8.10g
오리	23.48g	리마빈	7.80g
칠면조	23.00g	마카다미아너트	7.79g
돼지갈비	21.91g	우라드콩	7.54g
칠면조 모래주머니	21.72g	크랜베리	5.54g
칠면조 염통	21.47g	완두콩	5.36g
새우	20.91g	핀토빈	4.86g
랍스터	20.50g	강낭콩	4.83g
안초비	20.35g	요구르트	3.47g
칠면조 간	20.02g	탈지유	3.37g
알래스카 킹크랩	19.35g	전유	3.22g
닭고기(화이트 미트)	16.79g	흰쌀	2.69g
		현미	2.58g
		과일	1g 이하

그림 3-1 단백질의 함량이 높은 순으로 나열한 단백질 식품

용 과정에서 지방이나 포도당이 쓰이는데, 닭가슴살처럼 저지방 고단백 식품 위주로 섭취하면 이런 부작용이 생기는 것입니다.

그리고 마가린과 같은 트랜스 지방이 아닌 자연식품이 가지고 있는 몸에 좋은 천연 지방은 적당히 섭취하는 것이 건강에 좋습니다. 지방은 몸의 세포막을 형성하고, 호르몬과 비타민D를 생성하는 데 쓰이는 등 우리 몸에 꼭 필요한 영양 성분입니다. 또한 몸에 좋은 지방의 섭취를 늘리면 우리의 몸은 지방을 태워서 에너지로 사용하는 양을 늘리기도 합니다. 그래서 굳이 식사를 할 때에 고기에 있는 지방을 제거하고 먹으려고 애를 쓰거나 지방 함량이 적은 단백 식품만 고집할 필요가 없습니다.

닭가슴살 알레르기를 주의하라!

가금류, 특히 닭고기에 알레르기를 가진 사람들이 있습니다. 닭고기 섭취 후 몸이 붓거나 피부에 붉은 발진이 나타나고, 설사가 자주 발생한다면 알레르기를 의심해 볼 수 있습니다. 닭고기 알레르기는 성인이나 소아 청소년 모두 있을 수 있지만 소아 청소년에게 좀 더 흔한 편입니다. 또한 계란에 알레르기가 있는 경우 교차 반응으로 인해 닭고기에도 알레르기 증상이 생길 수 있습니다.

닭고기가 해로운 체질도 있습니다. 8 체질 중 토양 체질과 토음 체질 그리고 금양 체질과 금음 체질이 여기에 해당됩니다. 닭고기가 체질에 잘 맞지 않는데 닭가슴살을 오랜 기간 섭취하면 면역계에 영향을 끼쳐 아토피 피부염이나 비염 같은 알레르기 질환이나 건선, 류머티즘과 같은 자가면역 질환이 생길 수도 있고 몸에 염증이 늘 수 있습니다. 그리고 이런 반응들이 근육의 합성을 방해하기도 하고 피로감을 유발하기도 합니다.

여러 단백질 음식을 돌아가며 먹자

닭가슴살이 체질에 잘 맞고 알레르기가 없는 사람도 영양의 불균형을 막기 위해서는 여러 가지 단백질원을 돌아가면서 먹는 것이 좋습니다. 닭고기 같은 가금류에서 얻는 단백질은 에너지 대사에 쓰이는 나이아신을 많이 함유하고 있고 소고기나 돼지고기 같은 육류의 단백질은 인슐린 저항성을 개선하는 데 도움이 되는 아연을 많이 함유하고 있습니다. 해산물은 중성 지방 수치를 낮춰주는 오메가3 지방산을 많이 함유하고 있습니다. 그래서 특정 단백질원이 1등이라고 감히 말할 수 없습니다. 본인의 체질에 맞는 단백질을 여러 종류를 번갈아 섭취하는 것이 좋습니다.

단백질은 하루에 몸무게(kg)당 0.8~1.5g 정도로 먹는 것이 좋으나 개인의 건강 상태에 따라 그리고 성별이나 나이, 생활 방식 등에 따라서 필요한 단백질 섭취량이 달라집니다. 단백질을 과잉 섭취하면 신장에 무리가 됩니다. 특히 고농축으로 빠르게 흡수되는 단백질 셰이크는 신장에 부담이 될 수 있습니다. 반면에 자연식품의 형태로 섭취할 때는 단백질 과잉으로 인한 문제가 잘 생기지 않습니다.

간헐적 단식을 한다면
알아야 할 5가지

수많은 다이어트 방법 중 유난히 잊을 만하면 다시 유행하는 다이어트가 있습니다. 바로 '단식'입니다. 단식의 역사는 아주 오래되었습니다. 수 세기 전부터 불교를 비롯하여 유대교, 이슬람교 등의 주요 종교들이 속죄와 자기 절제를 위한 수행 방법으로 단식을 행하여 왔습니다. 고대 그리스 시대의 위대한 철학자이자 수학자인 피타고라스는 단식의 이로운 점들에 대해 예찬했었습니다. 단식을 하면 인슐린 저항성을 개선하고 염증을 줄이며 장 내 환경을 개선하여 체중을 감량할 수 있습니다. 이것이 알려지면서 단식이 '다이어트의 한 종류'로 자리매김을 하고 있습니다. 그렇지만 단식 요법이 그동안 절대적인 다이어트 성공 비법이 되지 못하고 간헐적 유행에 그쳤던 데에는 분명한 이유가 있습니다.

단식이 어려운 이유

장기간 지속하기 힘들다

단식은 아무나 하는 것이 아니라는 인식이 있을 정도로 단식 요법을 한 번이라도 제대로 성공하기가 어렵습니다. 배고픔이 두려워서 아예 엄두도 못 내는 사람들도 많습니다. 또한 단식을 하면 어지러움이나 피로감, 두통, 변비 등이 생길 수 있습니다. 심각하게는 피부 발진, 갑상선 기능 장애, 담석증 등의 보다 중한 문제들까지도 발생할 수 있습니다. 그렇기 때문에 단식을 시도했다가 중도에 포기하는 경우도 많고 일상생활을 하면서 해내기에는 굉장히 고난도의 식이요법입니다.

요요 현상

단식으로 힘들게 살을 뺐는데 요요 현상이 생기면 그만큼 억울한 일도 없을 것입니다. 물론 단식을 한 모두가 요요를 경험하는 것은 아니지만 많은 수가 단식 후에 요요를 경험하거나 단식하기 전보다 체중이 더 늘어나 허무함을 느낍니다. 이렇게 단식 후에 요요 현상이 생기는 이유는 단식 이후에 식단 관리가 체계적으로 되지 않았기 때문입니다. 특히 단식을 하면서 억눌려 있던 식욕이 폭발하면서 과식과 폭식을 하면서 그동안의 노력이 수포로 돌아가는 경우가 많습니다. 단식을 할 때는 에너지 섭취가 줄어드니 근육량과 대사량도 줄어드는데 이 상태에서 갑자기 식사량이 늘면 체중 증가의 폭도 커질 수밖에 없습니다. 그래서 단식을 할 때와 하고 나서는 체계적인 영양 관리가 필요합니다.

건강을 위한 간헐적 단식과 단식 모방 식단

장기간 단식을 하는 것은 수행이 아닌 오로지 건강을 위해서 하기에는 무리가 있습니다. 특히 일상생활을 하면서 7일 이상 단식을 한다는 것은 거의 불가능합니다. 하지만 간헐적으로 단식을 하는 방법은 일상생활에 지장을 주지 않으면서도 단식의 효과를 볼 수 있는 방법입니다. 간헐적 단식을 하는 방법은 여러 가지가 있습니다. 일주일 중 5일은 평소와 같이 식사하고 2일만 절식을 하는 5:2 방법과 8시간 안에 식사를 마치고 16시간 동안 단식을 하는 16:8 방법이 대표적입니다. 간헐적 단식은 먹는 양과 칼로리에 상관없이 정해진 시간 안에서만 음식을 섭취하면 체중 감소를 비롯하여 당뇨와 고혈압을 예방할 수 있습니다. 또한 간헐적 단식을 하면 에너지를 생산해 내는 미토콘드리아가 많은 갈색 지방이 많이 형성되어 살이 덜 찌는 몸이 되기도 합니다.

단식 모방 식단Fasting Mimicking Diet은 단식과 비슷한 효과를 제공하면서도 현실적으로 실천하기가 더 쉬운 방법입니다. 단식 모방 식단은 발터 롱고 박사Valter Longo가 개발한 것인데, 약 3개월에 한 번씩 일 년간 네 번, 한 번 할 때 5일씩 '단식과 비슷한 효과를 내는 식이요법'을 하는 것입니다. 연구 결과에 따르면 단식을 5일간 지속했을 때 우리 몸의 세포의 재생이 가장 효과적으로 일어나고, 우리 몸이 포도당이 아닌 케톤을 에너지원으로 사용하게 되면서 혈당이 조절되고 체중이 빠지며, 뇌 질환도 예방할 수 있다고 합니다.

간헐적 단식과 단식 모방 식단을 할 때 알아야 할 5가지

식사 허용 시간 정하기

간헐적 단식의 기본은 생체 리듬을 따라가는 것입니다. 해가 뜨고 지는 것에 따라 인체의 호르몬 분비나 혈압, 체온 등에도 변화가 생깁니다. 이를 일주기 리듬이라고 합니다. 생체 리듬에 맞추어 생활해야 한다는 것은 한의학에서도 오래전부터 강조해 왔던 부분입니다. 《황제내경: 소문黃帝內經:素問》에는 사계절에 따른 양생법이 나와 있습니다. 봄, 여름, 가을, 겨울, 사계절에 따라 해가 뜨고 지는 시간이 다르므로 소우주이자 자연의 일부인 사람도 그 계절마다 해가 뜨고 지는 시간에 따라서 다르게 생활해야 한다는 것입니다.

실제로 인체는 잠들기 3~4시간 전부터 내장기의 활동량이 감소하게 됩니다. 그래서 간헐적 단식을 할 때 소화기관이 가장 왕성하게 활동할 수 있는 낮에 식사를 하면 당화혈색소와 중성지방을 감소시키고 체중 감량에도 도움이 됩니다. 그리고 늦은 오후부터 밤까지는 공복을 유지하면 체내 호르몬과 대사의 균형을 유지하는 데 도움이 됩니다.

먹을 때와 먹지 않을 때를 분명하게 구분하기

식사 허용 시간이라고 하더라도 수시로 음식을 섭취하는 것은 좋지 않습니다. 식사를 '하고', '하지 않음'에 구분이 분명한 것이 좋습니다. 예를 들어 8시간 동안 식사를 하는 사람이 식사 외에도 간식이나 음료수 등으로 너무 자주 음식물을 섭취하는 것보다는 3~4시간 정도로 식사 간격을 두고 정해진 시간에 규칙적으로 먹는 것이 내장기의 기능을 정상적으로 유지하는 데 도움이 됩니다. 또한 호르몬에 대한 민감성을 높여 줘서 배고픔과 포만감을 정상적으로 느끼는 데에도 좋은 영향을 줍니다.

예를 들어, 월급이 항상 제때 통장에 들어온다면 돈을 적당히 모으고 나머지 돈은 소비를 할 것 입니다. 하지만 월급이 정해진 날짜에 규칙적으로 들어오지 않으면 우리는 심리적으로 불안해지고 돈의 씀씀이를 줄이게 됩니다. 이처럼 인체도 음식물의 섭취가 규칙적으로 이루어져야 에너지원을 적당한 양만큼만 저장하고 지방 대사가 원활하게 이루어질 수 있습니다.

무엇을 먹는지도 중요하다

식사를 하고 단식을 하는 시간만큼 무엇을 먹느냐도 중요합니다. 간헐적 단식에 성공하는 사람들의 식단에는 공통점이 있습니다. 바로 '건강한 자연식품'을 섭취하는 것입니다. 단식 모방 식단은 대략 탄수화물 45%, 지방 45%, 단백질 10% 정도가 되도록 칼로리를 구성합니다. 단, 탄수화물은 쌀밥이나 밀가루와 같은 곡물류와 감자나 고구마와 같은 전분이 많은 야채들은 제한하고 전분이 적은 야채로 채우는 것이 좋습니다. 그리고 동물성 단백질의 섭취를 제한하고 대신 견과류와 버섯, 몸에 좋은 오일류 등을 충분히 섭취하는 것이 좋습니다.

단식 모방 식단은 동물성 식품의 섭취를 제한하는 것을 빼면 저탄수화물 고지방 식단Low Carb High Fat, LCHF과 얼핏 보기에 유사해 보일 수도 있습니다. 저탄수화물 고지방 다이어트에서도 단기간 단백질 섭취를 제한하기도 하는 점을 고려하면 두 다이어트가 더욱 비슷해 보입니다. 두 식단 모두 케톤의 형성을 유도하여 지방산을 대사 시키는 것을 목표로 하기 때문입니다. 그래서 단식 모방 식단을 할 땐 곡물류와 구황작물(전분이 많은 채소)의 섭취를 제한하는 것이 좋습니다. 특히 탄수화물과 지방, 단백질의 '비율'만 보고 탄수화물 음식으로 밥이나 고구마, 과자나 가공식품 등으로만 구성하면 인슐린을 포함한 호르몬에 대한 민감도를 높이는 효과를 보기 어렵습니다. 첨가물이나 보존제, 화학물질, 유전자 조작 식품이 들어가지 않은 천연 식품을 섭취하는 것이 좋습니다.

단식 종료 후 식사

단백질 섭취가 적은 단식 모방 식단이나 일정 기간 동안의 단식을 하고 난 뒤에는 꼭 단백질을 충분히 섭취해야 합니다. 그래야 근육량의 감소를 막을 수 있고 요요 현상을 예방할 수 있습니다. 예전에 간헐적 단식이 유행했을 때 체중 감소 효과를 보지 못했던 분들은 공통적으로 단백질과 야채 섭취를 충분히 하지 않고 탄수화물 위주로 섭취한 경우가 많았습니다.

영원히 가볍게 사는 법

그리고 단식 이후에 원래의 식습관으로 돌아가면서 트랜스 지방이 가득한 패스트푸드를 위주로 먹거나 쿠키, 케이크, 시리얼 등 탄수화물 위주로 식사를 하게 된다면 단식의 효과는 놀랍도록 빠른 속도로 물거품처럼 사라져 버릴 것입니다.

단식 방법도 나에게 맞춰야 한다

사람마다 생활 방식이 다릅니다. 16시간 동안 공복을 지키기 어렵다면 12시간이라도 공복을 유지하려고 노력하면 좋습니다. 뿐만 아니라 식사 시간과 공복 시간을 지키는 것만큼이나 충분한 수면 시간을 확보하는 것이 중요합니다. 적정 수면 시간은 연구에 따라 조금씩 차이가 있지만, 최소 7시간 이상 숙면을 취하는 것이 세포 재생과 장기의 기능의 정상화를 위해 필요합니다. 혈당이나 호르몬의 조절, 체지방 대사를 위해서도 마찬가지입니다. 수면 시간이 부족한 사람은 깨어있는 시간 동안 과식을 하거나 탄수화물에 집착하는 경향성이 높고, 과체중과 비만이 될 위험성 또한 높아집니다.

또한 중요한 사실은 단식이나 단식 모방 식단은 임신 중이거나 수유 중인 경우, 노약자, 성장기 청소년은 하지 않는 것이 좋다는 것입니다. 그리고 당뇨병이나 심장 질환, 신장 질환, 간 질환, 암 등을 진단받았다면 반드시 단식 전에 주치의와 상의하셔야 합니다. 그 외에 탄수화물 중독 증상이 있거나 거식증, 폭식증의 과거력이 있거나 현재도 그러한 증상들을 갖고 있는 경우, 꼭 의사나 한의사의 전문적인 도움을 받으면서 식단에 변화를 주는 것이 좋습니다.

8 체질 중 목양 체질, 목음 체질, 토양 체질, 토음 체질은 동물성 음식의 섭취를 제한했을 때 소화 장애나 알레르기, 설사 등이 생길 수 있으므로 단식을 할 때 주의해야 합니다. 금양 체질, 금음 체질, 수양 체질, 수음 체질도 체질에 맞는 음식으로 단식 모방 식단을 구성하는 것이 좋습니다. 특히 금양 체질과 금음 체질은 지방의 섭취 비율이 높은 단식 모방 식단을 했을 때 몸이 과도하게 피곤하거나 통증이 생길 수 있으며 그럴 땐 지방의 비율을 조절할 수 있습니다. 특히 위산 분비가 많은 토양 체질과 토음 체질은 간헐적 단식을 하면 오히려 속 쓰림이나 불면증이 생기는 경우도 있습니다. 그럴 땐 공복 시간을 조절하거나 식사를 허용 시간 내에 하되 4~5번으로 나눠서 하는 것이 좋습니다.

영원히 가볍게 사는 법

저탄수화물 고지방 식단,
해? 말아?

몇 년 전 저탄수화물 고지방 식단LCHF diet, Low Carbohydrate High Fat Diet이 화제가 된 적이 있습니다. MBC 스페셜에서 〈지방의 누명〉이라는 다큐멘터리 방영 후, 전국 마트에서는 버터와 삼겹살이 급속도로 팔려나갔습니다. 이에 대한 비만학회, 대한 내분비학회, 대한 당뇨병학회를 포함한 5개 학회가 그 내용에 대해 비판하고 위험성을 경고하는 공동 성명서를 발표했습니다. 하지만 여전히 저탄수화물 고지방 식단과 관련된 서적은 스테디셀러에 올라와 있고 키토제닉, 방탄 커피 등 저탄수화물 고지방 식단과 관련된 용어나 상품들도 많습니다. 저탄수화물 고지방 식단, 과연 해도 될까요? 하지 말아야 할까요?

지방을 먹는다고 내 몸에 지방이 생기는 것은 아니다

콩 심은 데 콩 나고 팥 심은 데 팥 나지만, 지방을 먹는다고 지방이 고

스란히 쌓이는 것은 아닙니다. 특히 먹어서 생기는 체내 콜레스테롤은 30%도 되지 않습니다. 콜레스테롤 수치가 높아지는 것은 콜레스테롤이 많은 음식을 먹어서가 아니라 몸의 지질 대사 능력이 떨어졌기 때문입니다. 오히려 몸 안의 지방이 생기게 만드는 요인은 인슐린, 렙틴 같은 호르몬들의 작용입니다. 그리고 이런 호르몬들은 특히 혈당에 영향을 받습니다. 그렇다면 지방은 어떨까요? 음식으로 섭취하는 지방은 탄수화물에 비해 인슐린과 렙틴에 끼치는 영향이 크지 않습니다.

탄수화물은 생각보다 굉장히 다양합니다. 빵, 밥, 쿠키뿐만 아니라 과일, 설탕 심지어 채소들까지도 탄수화물을 포함하고 있습니다. 그리고 탄수화물은 몸에 들어가서 당으로 분해됩니다. 혈당은 혈액 속에 존재하는 포도당 농도를 의미합니다. 그러니 당연히 지방보다는 탄수화물이 혈당을 좌지우지합니다. 탄수화물 자체가 나쁘다는 것은 아닙니다. 그렇지만 지방이 건강에 나쁘다고 생각해서 음식에서 지방을 빼면 뺄수록 지방 없이 맛있게 음식을 만들기 위해 설탕이나 액상과당을 비롯한 첨가물의 사용이 많아집니다. 특히 가공 탄수화물을 많이 섭취할수록 혈당이 비정상적으로 급상승했다가 급하강하는 것을 반복하게 되고, 혈당을 조절하는 호르몬인 인슐린에 대한 몸의 반응이 점점 둔해집니다. 그게 곧 인슐린 저항성을 만들고 나아가서 당뇨병이 되고, 비만과 심장 질환, 우울증의 원인이 됩니다.

지방, 먹어야 빠진다

지방은 우리 몸의 세포를 싸고 있는 세포막의 성분이 되고, 비타민A, D, K 같은 지용성 비타민의 흡수를 돕습니다. 그뿐만 아니라 여러 가지 호르몬의 구성 물질이기도 합니다. 따라서 지방 섭취가 부족해지면, 멍이 쉽게 들거나 자주 감기에 걸리거나 알레르기가 생길 수도 있고, 생리 불순을 겪을 수도 있습니다. 당신이 '면역력이 약해졌다'라고 느끼게 되는 이유가 지방을 적게 먹었기 때문일 수도 있습니다. 지방도 3대 영양소 중 하나인 만큼 충분히 섭취해야 건강해질 수 있습니다.

또한 지방의 섭취가 늘면 식욕이 줄어듭니다. 반대로 지방을 적게 먹으면 포만감이 잘 느껴지지 않아서 더 많이 먹게 됩니다. 소위 연예인의 다이어트 식단이라고도 불리는 것이 그렇습니다. 닭가슴살에 고구마, 방울토마토만 먹거나 밥과 김치, 기름기가 적은 밑반찬만 먹으면 자꾸 허기가 지는 이유도 이 때문입니다. 반대로 두꺼운 소고기 스테이크와 올리브 오일에 구운 양파 그리고 아스파라거스를 먹으면 배부름이 크게 느껴집니다.

지방이 포만감을 주는 요인 말고도 탄수화물 섭취를 줄이고 지방 섭취를 늘리면 먹는 양을 줄이지 않아도 호르몬의 분비 방향이 달라지면서 체중이 줄어듭니다. 이런 경향성은 평소 탄수화물 의존도가 높았을수록 크게 나타납니다. 단 이렇게 저탄수화물 고지방 다이어트를 할 땐 주의해야 할 점이 있습니다.

건강한 저탄고지 다이어트를 위한 원칙[18]

1. 먹어야 하는 음식

고기, 생선, 달걀, 땅 위에서 자라는 채소, 천연 지방(버터 등) 식이섬유의 양은
제한이 없습니다.

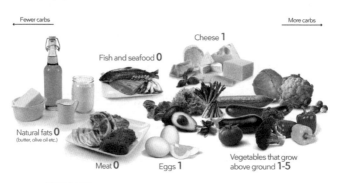

그림 3-2 먹어야 하는 음식에 100g당 탄수화물 양을 표기한 그림

2. 피해야 하는 음식

설탕과 녹말이 많은 음식(빵, 파스타, 쌀, 콩, 감자 등). 당도가 높은 과일과 뿌
리채소, 전분이 많은 음식, 도넛, 캔디, 단 음료는 피하는 것이 좋습니다.

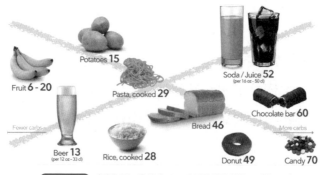

그림 3-3 피해야 하는 음식에 100g당 탄수화물 양을 표기한 그림

3. 탄수화물 섭취를 20칼로리 미만으로 하면 케톤 생성 식단이 됩니다.

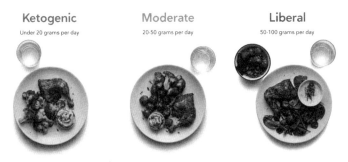

그림 3-4 엄격한 케톤 생성 식단부터 자유로운 식단까지 식단 예 3가지.

4. 칼로리를 계산하지 말고 배가 부르면 식사를 멈추는 것이 좋습니다.

5. 저탄수화물 고지방 식단을 주의해야 하는 사람이 있습니다.

탄수화물 섭취를 극도로 제한하면 케톤산이 증가합니다. 혈액 내 케톤체가 증가하면서 산도(pH)가 지나치게 낮아지면 혼수상태에 빠지거나 죽음에 이를 수 있습니다. 건강한 일반인은 이런 케톤산증이 생길 가능성이 낮지만 1형 당뇨병 환자는 주의해야 합니다.

또한 탄수화물 섭취를 줄이면 뇌로 가는 포도당이 줄어들면서 집중력이 떨어지거나 몸에 힘이 빠지는 것처럼 느껴질 수 있습니다. 그래서 성장기의 소아 청소년들이나 높은 강도의 육체노동을 하는 사람에게는 극도로 탄수화물을 제한하는 것이 무리가 될 수 있습니다. 임산부나 모유 수유 중인 경우에도 주의해야 합니다.

저탄수화물 고지방 식단에 대한 오해

저탄수화물 고지방 식단이 '탄수화물을 먹지 말라'는 의미가 아닙니다. 탄수화물을 먹더라도 설탕이나 액상과당, 정제가 많이 된 탄수화물 대신 식이섬유가 많고 당분이 적은 탄수화물을 먹고 탄수화물 비중이 식단에서 과도하게 높아지지 않게 하는 것이 저탄수화물 고지방 식단의 원칙입니다. 특히 설탕이 많이 든 음식, 당도가 높은 과일, 마가린, 맥주를 제한하고 전분이 많은 음식을 줄이되 지방과 단백질 섭취를 늘리면 치매나 ADHD를 예방할 수 있고 뇌 건강에도 좋습니다. 특히 단순당의 섭취를 줄여서 혈당이 널뛰기하는 것을 막으면 오후에 집중력이 떨어지고 두통이 생기는 등의 증상을 막을 수 있습니다. 즉 권장 섭취량과 비율을 잘 지키는 것이 중요합니다.

저탄수화물 고지방 다이어트가 버터와 기름만 먹는 원푸드 다이어트도 아닙니다. 곡물이나 전분이 많은 채소(고구마, 감자 같은)에서 주로 탄수화물을 섭취하던 것을 줄이고, 대신 오이, 양배추, 콜리플라워 같은 식이섬유가 풍부한 야채들에서 탄수화물과 식이섬유, 비타민 등을 섭취해야 합니다.

고기와 계란, 생선으로 단백질 섭취도 충분히 해야 하며 화학적으로 추출하거나 고열로 가공된 기름이 아닌 덜 가공된 천연 오일을 섭취하는 것이 좋습니다. 순수 올리브 오일, 기 버터, 생선 오일, 땅콩버터 등을 권장하고 옥수수기름, 콩기름, 해바라기유 섭취는 최소화해야 합니다. 이렇게 놓치는 영양소가 없도록 구체적인 지침을 잘 따르면 누구나

영원히 가볍게 사는 법

몸의 염증을 줄이고 당뇨와 비만을 예방하는 저탄수화물 고지방 다이어트를 할 수 있습니다.

오감을 활용하여
식욕을 줄이는 방법

우리는 항상 우리 몸의 감각 기관을 통하여 외부의 자극을 받아들이고 있습니다. 그렇기 때문에 내 몸에 에너지 섭취가 필요할 때만 식욕이 생기는 것이 아니라 듣고, 보고, 느끼는 등의 외부 자극에 의해서 식욕이 생기기도 합니다. 그래서 배가 부르더라도 옆 사람이 감자칩을 먹는 소리를 들으면 군침이 돌고, 라면 끓이는 냄새를 맡으면 또 배가 고파지는 것입니다. 이렇게 외부 자극으로 형성되는 식욕은 감각 기관이 발달한 사람일수록, 외부 환경의 변화에 민감하게 반응하는 사람일수록 더 잘 생깁니다. 그래서 감각이 예민하고 외향적인 사람일수록 가짜 식욕에 이끌려 다이어트에 실패할 가능성이 높아집니다. 하지만 오감을 잘 활용하면 식욕을 줄이는 좋은 방법이 될 수도 있습니다.

시각을 활용하는 법

푸른색 계열의 접시에 음식을 담으면 식욕이 줄어든다는 사실을 아시나요? 동서양을 막론하고 왕실에서는 과식을 막기 위해서 청색 그릇에 음식을 담아 먹었다고 합니다. 파란색, 보라색, 녹색 그릇에 음식을 담거나 검은색 식기를 사용하면 식욕이 줄어들고, 식욕 억제 효과도 있습니다. 음식 자체가 푸른빛이 띠게 하여 식욕을 떨어뜨릴 수도 있습니다. 자색 고구마나 적양배추, 블루 스피룰리나 등을 활용하면 인공 색소를 쓰지 않고서도 파란색이나 보라색으로 요리할 수 있습니다.

그런데 새빨간 접시도 배고픔을 완화시킨다는 연구 보고[19]가 있습니다. 빨간색이 위험을 상징하기도 하기 때문에 금지, 경고와 같은 메시지가 연상되기 때문이라고 합니다. 그리고 빨간 접시에 연어나 참치를, 흰 접시에 흰 살 생선을, 초록색 접시에 푸른 잎 샐러드를 담는 등 음식과 비슷한 색의 그릇에 음식을 담아도 식욕을 떨어뜨리는 효과가 있습니다.

또한 부엌을 어떻게 꾸미는지도 중요합니다. 부엌 곳곳과 냉장고 안을 건강한 자연식품으로 채워 보시기 바랍니다. 봉지 과자나 탄산음료, 라면, 소시지와 같은 가공식품은 최대한 구석진 곳에 넣거나 쓰레기통으로 가져가고, 부엌에 들어가면 가장 먼저 눈에 들어오는 식탁 한가운데에는 신선한 과일과 채소로 멋지게 장식하는 것입니다. 냉장고를 열면 신선한 야채와 달걀, 가공되지 않은 육류와 생선을 바로 집을 수 있게 두면 좋습니다. 수납장은 말린 다시마와 조미되지 않은 김, 엑스트라 버진 올리브 오일, 통후추, 말린 허브로 채웁니다. 저절로 건강한 음식만 먹고 싶어질 것입니다.

청각을 활용하는 법

파전 굽는 소리, 맥주 따르는 소리가 식욕을 자극합니다. 그런데 내가 음식을 씹어 먹는 소리를 들으면 오히려 식욕을 줄일 수 있습니다. 이를 크런치 효과^{Crunch Effect}라고 합니다. 한 연구에서 사람들에게 프레첼을 아주 시끄러운 장소와 아주 조용한 장소에서 먹게 했더니, 시끄러운 곳에서 먹은 사람들이 조용한 곳에서 먹은 사람들보다 프레첼을 더 많이 먹었다고 합니다. 또한 사람들은 자신이 음식을 씹을 때 나는 소리를 의식할수록 음식을 덜 먹는 경향이 있습니다. 그러므로 식사를 할 때는 조용한 장소에서, 다른 매체의 소리에 내 청각을 빼앗기지 않고 오롯이 나의 식사에만 집중하면서 먹는 것이 식욕을 줄이는 데 도움이 됩니다.

음식의 종류에 따라서 먹을 때 나는 소리도 달라집니다. 소리가 잘 나지 않는 부드러운 음식이나 마시는 음료보다는 아삭아삭, 혹은 와그작와그작하고 씹는 소리를 낼 수 있는 음식을 먹는 것이 크런치 효과를 제대로 일으킬 수 있습니다. 포만감도 더 많이 느끼게 합니다. 씹을 때 소리가 많이 나는 당근, 셀러리, 오이, 배추, 견과류 등을 항상 같이 먹으면, 식사량이 줄어들고 과식을 하지 않게 될 겁니다.

영원히 가볍게 사는 법

후각을 활용하는 법

코감기에 심하게 걸려 냄새를 맡지 못하면 맛을 잘 느끼지 못하고 식욕도 떨어집니다. 우리가 맛을 느낄 때 혀에서 느껴지는 미각만 사용하는 것이 아니라 후각도 함께 사용하기 때문입니다. 음식을 목뒤로 삼키는 과정에서 냄새 분자가 인두 강의 비강 점막에 있는 후각 수용체에 닿는데 이것이 뇌로 전달되어 우리는 그 냄새를 '맛'이라고 느끼게 됩니다. 그런데 냄새에 둔감해지면 도리어 과식을 할 가능성이 높아지기도 합니다. 그래서 만성 비염이 있어 냄새를 잘 맡지 못하거나 호흡기 감염 이후 후유증으로 후각이 떨어졌다면 과식을 예방하기 위해서라도 치료를 받고 관리하는 것이 좋습니다.

배고픔이 느껴질 때 달콤한 과일 향을 맡으면 배고픔이 줄어들고 식사량이 줄어들기도 합니다. 향기를 맡는 것만으로 내가 이미 그 음식을 먹었다고 뇌를 착각하게 만들기 때문입니다. 그렇지만 달콤한 케이크를 앞에 놓고서 냄새만 맡는 것이 자신이 없다면 향이 더해진 차(가향차)를 활용하는 방법이 있습니다. 허브티나 홍차 중에서는 달콤한 과일 향이나 꽃향이 더해져 있는 차들이 많습니다. 식욕이 느껴질 때 이런 차를 마시면 내가 이미 달콤한 음식을 먹었다고 뇌를 속여 식욕을 줄일 수 있답니다. 게다가 이런 차는 칼로리는 거의 없으면서 몸에 좋은 미네랄과 항산화 물질이 많아서 건강에도 좋으니 일석이조입니다. 단, 카페인이 함유된 차는 이른 낮에 마시는 것이 좋고 물 섭취도 함께 하는 것이 좋습니다.

미각을 활용하는 법

물론 음식이 맛이 없으면 식욕이 떨어집니다. 하지만 이 방법은 영양 부족을 야기할 수 있고, 우리가 맛있는 음식을 먹을 때 느끼는 행복감을 포기해야 한다는 치명적인 단점이 있습니다. 대신에 음식의 종류를 단순하게 하고 양념의 가짓수를 최소한으로 하면 식욕을 줄일 수 있습니다. 음식을 다양하게 즐기려 할수록 가공 음식과 정제된 탄수화물 그리고 단 음료수를 더 많이 섭취하고 가공이 되지 않은 육류나 생선, 채소와 과일을 덜 섭취하는 경향이 있습니다. 즉 여러 가지 음식을 다채롭게 먹을수록 배부름을 잘 느끼지 못하고 비만이 될 가능성이 높아집니다. 반대로 가공이 되지 않은 자연식품으로 요리하면서 메뉴 가짓수를 줄이고 요리를 할 때 사용하는 양념도 소금과 올리브 오일, 고춧가루와 식초 등으로 단순하게 사용하면 식욕을 줄이는 데 도움이 됩니다.

또 감칠맛을 느낄수록 덜 먹게 되기도 합니다. 특히 감칠맛이 단백질 음식과 만나면 식욕이 더 줄어듭니다. 김이나 콩 음식, 육류, 해산물, 버섯, 토마토는 감칠맛을 내는 재료들입니다. 요리를 할 때 이런 식재료를 충분히 사용하는 것이 좋습니다. 그리고 녹차와 말차는 감칠맛이 느껴지는 대표적인 음료입니다. 식사 후에 녹차를 한 잔 마시면 포만감이 커지면서 식사를 쉽게 끝낼 수 있습니다. 이렇게 감칠맛을 활용하는 방법은 음식을 더 맛있게 느끼면서도 과식을 방지할 수 있는 행복한 식욕 억제법입니다.

영원히 가볍게 사는 법

촉각을 활용하는 법

식욕을 억제하는 효과가 있는 혈 자리들을 마사지하면 식욕을 억제하면서 혈액순환도 촉진시킬 수 있습니다. 특히 귀에 있는 혈 자리들은 효과도 크고 언제 어디서든 쉽게 마사지할 수 있습니다. 한의학에서는 이침요법이라고 해서 귀의 혈 자리들을 침으로 자극하여 질병을 치료하기도 합니다. 아래 혈 자리들은 식욕 억제에 도움이 되어 비만 치료에 활용되는 혈 자리들입니다. 침을 쓰지 않더라도 압봉을 붙이거나 귀찌, 면봉을 활용하여 혈 자리를 자극할 수 있습니다.

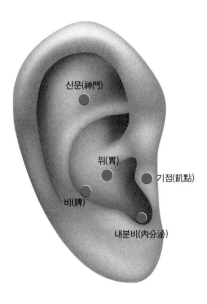

그림 3-5 식욕을 억제하는 효과가 있는 혈 자리

· 다이어트를 하지 않아도 다이어트가 되는 요리법 ·

다이어트 식단으로 평생 먹고 살 수 있는 사람은 없을 겁니다. 날씬하고 건강한 사람들도 항상 완벽하게 절제된 다이어트 식단만 하지는 않습니다. 대신 평소에 음식을 요리할 때 몇 가지만 주의를 기울이면 나와 우리 가족이 비만으로부터 멀어지게 만들고, 건강을 유지하게 할 수 있습니다. 다이어트를 하지 않아도 다이어트가 되는 요리법을 몇 가지 알려드립니다.

다이어트 식품군 삼총사

식사를 할 때마다 다이어트에 필수인 식품군, 채소와 단백질, 지방 음식을 항상 곁들여 먹는 것이 좋습니다. 예를 들어 단백질이 풍부한 곡물인 오트밀을 우유에 타서 먹을 때 여기에 채소인 오이와 불포화 지방이 많은 아보카도를 곁들여 먹으면 더 좋습니다. 떡볶이를 만들어 먹는다고 하더라도 떡과 어묵만 넣지 않고 삶은 달걀 4~5개와 양배추를 떡과 어묵의 양만큼 넣고 올리브 오일을 넣습니다. 채소, 단백질, 지방으로 이루어지는 다이어트 식품군 삼총사를 신경 쓰지 않으면 전분이나 당류의 비중이 높아지거나 당질 위주의 식사가 되기 쉽습니다. 영양소가 편중된 식사를 할수록 살이 찌기 쉽습니다. 반대로 여러 영양소를 다양하게 섭취할수록 더 건강한 식단이 되고, 살이 덜 찌는 식사가 됩니다.

살 빠지는 조리법

야채 섭취는 항상 과하기보다 부족해지기 쉬우므로 신선한 야채는 요리할 때마다 아낌없이 넣는 것이 좋습니다. 야채마다 손질법과 조리법에 다른데 이에 따라 섭취할 수 있는 영양소의 양과 다이어트에 미치는 영향도 달라집니다. 상추나 케일과 같은 푸른잎채소는 생으로 먹거나 데치더라도 짧은 시간만 조리해야 영양소 손실이 적습니다. 세척 과정에서도 오랫동안 물에 담가 두면 수용성 비타민이 빠져나갈 수 있어 5분 이상 담가 두지 않는 것이 좋습니다.

영원히 가볍게 사는 법

붉은색 항산화 성분인 라이코펜은 익혀서 먹을 때 흡수율이 높아집니다. 그래서 당근이나 파프리카, 토마토는 굽거나 삶아서 먹어도 좋습니다. 단, 익힌 채소는 수분 함량이 줄어들어 다이어트 효과가 적어질 수 있습니다. 그래서 익힌 채소를 먹을 때 생채소도 같이 먹으면 좋습니다. 또한 지용성 비타민은 지방과 함께 섭취할 때 흡수율이 높아지므로 케일, 시금치, 당근이나 브로콜리, 애호박과 같이 지용성 비타민이 풍부한 채소는 올리브 오일이나 견과류, 생선이나 고기와 같이 섭취하면 좋습니다. 생채소와 항상 함께 먹으면 더 좋습니다.

단백질 식품을 고를 땐 햄이나 소시지와 같은 가공육보다 가공되지 않은 자연식품이 좋습니다. 소고기는 목초를 먹고 자란 소가 좋고 달걀이나 돼지고기, 닭고기 역시 유기농이면 더 좋습니다. 그리고 소고기와 돼지고기는 기름기가 적은 부위를 선택하는 것이 좋지만, 그렇다고 해서 닭고기는 닭가슴살만 고집할 필요는 없습니다. 생선과 조개, 오징어도 통조림이나 조미된 것보다 가공되지 않은 생선이나 얼리거나 말린 생선을 활용하는 것이 좋습니다.

단백질 음식은 고온에서 오랫동안 조리하거나 튀기면 발암 물질과 최종당화산물(AGEs)이 생성되어 좋지 않습니다. 최종당화산물은 염증을 유발하고 혈당을 높이며 비만의 원인이 됩니다. 그래서 고기나 생선을 찌거나 삶아서 먹는 것이 좋고 낮은 온도에서 서서히 조리하는 수비드 방법도 있습니다. 대신 수비드 방법으로 조리할 땐 식중독균이 번식하지 않도록 각별히 주의해야 합니다.

지방을 잘 사용하면 지방이 빠진다

버터나 기름이 무조건 건강에 나쁜 것은 아닙니다. 잘만 사용하면 음식의 풍미도 높이고 지방이 더 잘 빠지게 활용할 수 있습니다. 우선 마가린과 같은 트랜스 지방의 사용은 최대한 피하는 것이 맞습니다. 콩기름, 포도씨유, 카놀라유, 현미유는 되도록 사용하지 않습니다. 대신 엑스트라 버진 올리브유나 엑스트라 버진 아보카도 오일, 코코넛 오일을 사용하는 것이 좋습니다. 올리브유와 아보카도 오일은 불포화 지방산이 많아 심혈관 질환과 염증 예방에 좋습니다. 단, 냉압착법으로 추출한 엑스트라 버진 등급으로 사용하셔야 그 효과를 볼 수 있답니다.

코코넛 오일은 포화 지방이 많지만, 중쇄 중성지방(Medium Chain Triglyceride)으로 구성되어 소화 과정에서 간의 부담이 적고 체내에서 에너지로 바로 사용될 수 있어서 다이어트 오일로 주목받은 바 있습니다. 그리고 목초를 먹고 자란 소의 젖으로 만든 유지방 함량이 99% 이상인 무염 버터를 음식에 활용할 수 있습니다. 대신 이런 포화 지방산이 많은 오일이나 버터를 사용할 경우 불포화 지방산이 많은 오일이나 생선을 더 많이 섭취하려고 노력하는 것이 좋습니다.

단맛과 짠맛은 적당히

한국인의 1일 평균 나트륨 섭취량은 세계보건기구의 1일 섭취 권장량보다 많습니다. 나트륨이 몸에 무조건 나쁘다는 것은 절대로 아닙니다. 적당량의 나트륨은 우리 몸에 꼭 필요합니다. 그래서 다이어트를 한다고 해서 무조건 무염식, 저염식이 좋은 것은 아닙니다. 하지만 한식의 특성상 김치나 찌개, 조림류를 섭취하면서 다량의 나트륨을 섭취할 수밖에 없고 배달 음식이나 외식을 먹는 일이 잦다면 더욱 나트륨 섭취는 줄이려고 노력해야 합니다. 국물이나 찌개, 찜 종류가 아니라 마른반찬 위주로 먹으면 나트륨 섭취량을 줄일 수 있습니다. 음식을 할 때 소금과 간장, 젓갈로 간단히 간을 하면 여러 가지 양념류를 쓸 때보다 나트륨양을 줄일 수 있습니다. 그리고 음식을 할 땐 간을 하지 않거나 간을 싱겁게 하고 먹을 때 소금이나 간장에 찍어 먹으면 나트륨 섭취를 더 줄일 수 있습니다.

　나트륨만큼 주의해야 하는 것이 설탕입니다. 한국인의 당 섭취량은 계속해서 증가하고 있고 당 섭취의 증가가 소아비만과 성인 비만의 주요인으로 떠오르고 있습니다. 도넛이나 탄산음료, 단 커피와 탕후루 같은 단맛의 간식류도 문제이지만 국이나 생선조림, 갈비찜 등의 요리에 설탕이 들어가는 것이 더 큰 문제가 될 수도 있습니다. 이런 식사류는 설탕이 들어가는 것을 인식하지 못하고 먹는 경우가 많고 특히 맵고 짠 맛이 나는 음식일수록 자극적인 맛에 묻혀서 설탕이 많은 양이 들어가도 느끼지 못할 수 있기 때문입니다. 그래서 설탕을 더 많이 넣거나 더 많이 먹을 수 있습니다. 이런 음식을 자주 먹으면 인슐린 저항성이 생기기 쉽고 당뇨와 비만의 위험성이 커집니다. 그러므로 요리를 할 때는 설탕 사용을 최소화하고 단맛을 내야 한다면 파프리카나 양파와 같이 익혔을 때 단맛을 내는 야채를 활용하면 좋습니다. 설탕 대신 스테비아(스테비오사이드)나 자일로스와 같은 천연 감미료를 사용할 수도 있으나 이런 감미료가 비록 혈당을 높이지 않더라도 많이 쓰지 않는 것이 좋습니다. 단맛은 나지만 혈당이 오르지 않아 뇌에서 자꾸 더 단맛을 원할 수 있기 때문입니다.

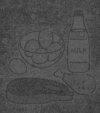

4장

지속 가능한
다이어트의 유지법,
운동과 건강한 정신

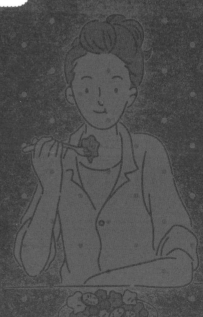

살을 빼고 싶다면,
다리를 움직여라

휴가를 앞두고 날씬한 몸매를 만들겠다며 매일 윗몸 일으키기 50개, 아령 들기 양쪽 50개씩, 옆으로 누워서 다리 들기를 20개씩 하겠다고 다짐해 봅니다. 과연 내가 원하는 몸매로 변신할 수 있을까요? 누가 봐도 날씬한 편인데 탄력을 주고 싶다면 이것만으로도 충분할 것입니다. 하지만 배와 팔뚝의 지방을 줄이려면, 앞서 언급한 방법만으로는 부족합니다.

다리를 움직여야 합니다

빼려고 하는 것은 팔뚝 살과 뱃살인데 왜 다리를 움직이라고 하는 걸까요? 그 이유는, 당신은 '살'을 빼야 하기 때문입니다. 그게 어느 부위든 마찬가지입니다. 물론 체중을 감량하려면 식단 조절이 우선입니다. 하지만 운동을 한다면 효율이 가장 높은 방법이 가장 큰 근육, 즉 하체 근육을 움직이는 것입니다. 하체 근육은 전체 골격근량의 무려 절반 이상을 차지합니다. 하체에 비해 팔에 있는 근육과 복근은 매우 작은 근육입니다. 그래서 아무리 윗몸 일으키기를 많이 하고, 아령을 무겁게 든다고 해도 하체 운동에 비할 수 없습니다.

특히 스쿼트같이 '큰 근육을 이용하는 고강도 운동'은 근육을 발달시킬 때 필요한 성호르몬과 성장 호르몬의 분비를 촉진시킵니다. 그리하여 다른 부위의 근육들도 더 잘 키울 수 있게 만듭니다. 상체를 키우려면 하체를 먼저 키워야 하는 이유이기도 합니다. 하체 운동은 스쿼트 외에도 러닝, 사이클, 줄넘기, 레그 프레스 등이 있습니다. 수영을 할 때 발차기를 집중적으로 하는 것도 하체를 단련하는 데 도움이 됩니다.

당뇨와 심장병을 예방하는 하체 운동

하체의 어마어마한 근육량 때문에 허벅지 근육은 섭취한 포도당의 70%를 소모합니다. 따라서 허벅지에 근육이 많으면 근육 세포가 필요로 하는 포도당량이 늘고, 그러면 남는 포도당량이 줄어들어서 음식을 먹더라도 혈당이 상승하는 폭이 줄어듭니다. 그뿐만 아니라 포도당을 근육에까지 잘 전달하기 위해 인슐린의 기능도 향상됩니다. 그렇기 때문에 허벅지가 두꺼울수록 당뇨병에 걸릴 위험도가 낮아지고 살이 덜 찌는 몸이 되는 것입니다.

또한 다리는 '제2의 심장'이라고도 불립니다. 다리로 내려간 혈액을 종아리 근육이 주로 올려 주기 때문입니다. 그래서 종아리와 허벅지의 근육이 약하면 혈액 순환이 잘되지 않아 다리가 잘 붓고 하지 정맥류가 잘 생깁니다. 또한 심장에 부담이 되고 기립성 저혈압이 생기기도 합니다. 앉아서 생활하는 시간이 길다면 가까운 거리는 걸어서 가거나 엘리베이터를 사용하지 않고 계단을 오르는 등 하체의 근육을 움직이는 시간을 늘려야 심혈관 질환을 예방할 수 있습니다.

걷기 운동의 양면성

걷기는 가장 쉬운 하체 운동입니다. 특별한 장소에 가지 않아도 할 수 있어서 간편한 운동이기도 하지만 걷기가 쉬운 이유가 따로 있습니다. 걸을 때는 최대 효율로 움직이도록 몸이 설계되어 있기 때문입니다. 최대 효율의 의미는 '될 수 있는 한 가장 적은 양의 에너지를 써서 최대한 많이 움직인다'라는 뜻입니다. 그래서 걸을 때는 우리가 노리는 큰 하체 근육이 아니라 종아리나 발목 주위 근육처럼 작은 근육들을 이용하여 최소 에너지로 움직입니다. 그래서 평소에 운동을 하지 않던 사람도 걷는 것은 한두 시간도 어렵지 않게 할 수 있는 것입니다. 이렇게 낮은 강도로 오랫동안 운동하는 것은 스트레스 호르몬 분비만 촉진시킬 뿐, 근육 성장에 도움이 되지 않습니다. 물론 운동이 아예 되지 않는 것은 아니나 운동 효과에 비해 다리가 더 많이 부을지도 모릅니다.

그래도 걷기를 하고 싶다면 계단 오르기를 추천합니다. 계단 오르기는 유산소 운동과 근력 운동을 함께 하는 효과가 있고 심폐 기능을 증진시킬 수 있습니다. 계단을 한 번에 두세 칸씩 오를 수 있으면 더 좋습니다. 평지를 걷는다면 경보를 하듯이 **빠른** 걸음으로 보폭을 크게 하여 걷는 것이 좋습니다. 그리고 실내 트레드밀 위에서 걷지 마시고 야외에서 걷는 것이 좋습니다. 경사진 길이면 더 좋습니다. 달리기도 마찬가지입니다. 자극이 한정적인 실내 트레드밀보다 다양한 자극에 노출되는 야외에서 달리는 것이 훨씬 더 많은 에너지를 소모할 수 있고 몸에 좋은 호르몬도 더 많이 분비됩니다. 스트레스 경감 효과도 야외에서 운동을 할 때 더 큽니다.

게다가 길에서 달릴 때는 자연스럽게 발을 딛고 떼는 동작을 할 수 있어서 하체 근육을 골고루, 안전하게 발달시킬 수 있습니다. 트레드밀 위에서 걷거나 뛸 땐 내가 아니라 땅이 뒤로 이동하기 때문에 발을 뒤로 차는 '킥' 동작이 생략됩니다. 그러면 하체의 앞쪽 근육만 편중되게 발달하고, 뒤쪽의 엉덩이 근육과 햄스트링은 상대적으로 약해질 수 있습니다. 특히 엉덩이 근육은 하루 중 앉아 있는 시간이 긴 현대인들, 하이힐을 많이 신는 여성에게 약해지기 쉬운 근육입니다. 엉덩이 근육이 약해지거나 엉덩이 근육보다 허벅지 앞쪽의 대퇴사두근이 지나치게 발달하면 움직일 때 몸의 중심이 흔들리고 체형이 변합니다. 그러면 걷거나 달릴 때, 혹은 순간적으로 힘을 쓸 때 다칠 가능성이 높아집니다. 특별히 무리하지 않아도 갑자기 허리나 무릎에 통증이 생기거나 무릎 관절염을 유발하기도 합니다.

더군다나 허벅지 앞쪽만 발달하면 다리가 짧아 보입니다. 원래 다리가 짧은 편이거나 키가 작다면 더더욱 트레드밀 위에서 당장 내려와야 합니다. 그리고 하체 근육을 전반적으로 사용할 수 있게, 특히 엉덩이 근육과 햄스트링을 강화하기 위한 노력을 더 많이 해야 합니다. 사실 엉덩이 근육과 햄스트링은 허벅지 앞쪽 대퇴사두근에 비해 약해지기가 훨씬 더 쉽기 때문에 대부분의 사람들이 엉덩이 근육과 햄스트링을 더 많이 운동해도 크게 무리가 되지 않습니다.

발목이 두꺼운 사람은 교정이 우선

발목이 두꺼운 사람일수록 실제로는 하체 근육이 발달한 것이 아니라 체형이 틀어지고 자세가 바르지 않은 경우가 많습니다. 걷거나 뛸 때 체중이 한쪽으로 쏠리거나 뒤뚱거리고 그 상태에서 오래 걷거나 뛰면 발목 주변의 인대나 근육이 손상됩니다. 그로 인해 피하층의 섬유질이 변성되어 오히려 발목이 두꺼워지는 것입니다. 이런 경우는 혼자 오래 걷거나 뛰는 운동은 삼가고 추나 요법과 같은 교정 치료를 먼저 받는 것이 좋습니다. 교정되지 않은 채로 반복적으로 하체를 쓸수록 몸의 불균형이 더 심해지고 발목도 더 두꺼워집니다.

운동을 하는데
살이 더 찌는 원인은?

　　　　　　　　토요일마다 3시간씩 등산하는 광수 씨와 월, 수, 금 40분씩 러닝하는 민수 씨가 있습니다. 두 사람 중 다이어트에 성공할 가능성이 높은 사람은 누구일까요? 운동 강도가 높을수록, 운동하는 시간이 길수록 살이 더 잘 빠질 것 같은 느낌이 듭니다. 하지만 실상은 다를 수 있습니다. 어떤 운동을 선택하느냐, 운동을 얼마나 자주 하느냐, 어느 정도의 강도로 하느냐, 어느 시간대에 하느냐에 따라 살이 더 잘 빠질 수도 혹은 오히려 살이 찔 수도 있습니다. 그런 이유로 광수 씨보다 민수 씨가 다이어트에 성공할 가능성이 높습니다. 살이 빠지게 운동하려면 요령이 필요합니다.

이벤트성 운동보다는 생활 같은 운동을 하라
　주말에만 운동하는 사람보다 평일에 규칙적으로 운동하는 사람이 살

　　　　　　　　　　　　　　　　　　영원히 가볍게 사는 법

이 빠질 가능성이 높습니다. 다르게 말하면 생활의 일부처럼 일주일에 여러 번 운동하는 사람에 비해 주말에 이벤트성으로 운동하는 사람은 살이 찔 가능성이 높습니다. 왜 주말에만 운동하면 살이 찔 수 있는 것일까요? 평소에는 활동량이 적다가 갑자기 높은 강도로 운동하면 식욕이 올라가기 쉽기 때문입니다. 그래서 자전거 동호회, 등산 동호회 등 운동 동호회 활동만 일주일에 한 번씩 하는 분들이 운동을 해도 살이 빠지지 않거나 오히려 운동 후에 회식을 하면서 살이 찌는 경우가 많습니다. 가끔씩, 강하게 하는 운동은 갑작스럽게 에너지를 소모하여 운동을 끝낸 뒤에 식욕이 폭발하기 쉽습니다.

그래서 운동으로 살을 빼고 싶다면 운동이 생활의 일부가 되어야 합니다. 일주일에 두세 번이라도 규칙적이고 꾸준히 하는 것이 좋습니다. 운동하는 시간도 중요합니다. 한 번에 오랫동안 운동할수록 식욕도 증가하기 때문입니다. 오랜 시간 등산을 하면 초콜릿이나 과자와 같이 단음식이 당깁니다. 하루 2~3시간 이상 운동하면 몸에 스트레스를 유발하여 특히 고칼로리 음식이 당기는 것입니다. 그래서 한 시간 내외로 운동하는 것이 적당합니다.

'운동했으니 먹어야지'라는 생각도 운동하는 날이 특별하게 느껴질 때 더 잘 듭니다. 근 손실을 막기 위해 운동 후에 음식을 섭취하는 사람이 많습니다. 그렇지만 과체중이거나 비만인 일반인은 운동을 전문적으로 하는 사람들처럼 운동 전후에 별도로 영양 섭취를 할 필요가 없습니다. 운동을 마치고 수분 섭취만 충분히 해 주면 근육의 피로와 손상이 빨리 회복되게 도울 수 있습니다. 운동하는 중간중간에 물을 마셔 주면 운동 후에 식욕이 증가하는 것도 방지할 수 있습니다.

'세월아 네월아'하는 운동보다는 바짝 숨이 찰 정도로 하라

운동을 한답시고 영화나 드라마를 보면서 천천히 걷거나 세월아 네월아 하면서 시간을 채우는 느낌으로 자전거를 타면 운동을 마치고, 혹은 심지어 운동을 하면서부터 식욕이 증가할 가능성이 높습니다. 특히 운동을 마치고 난 뒤 30분~1시간 정도에 식욕이 증가하는데, 이때 '운동도 했으니까'라는 생각으로 탄산음료나 떡볶이, 라면 등을 먹으면 다이어트에서 멀어지게 됩니다.

단순 근력 운동보다 유산소 운동이 식욕 억제에 도움이 된다는 연구 결과가 있습니다. 하지만 유산소 운동이라고 해서 다 같은 유산소 운동이 아닙니다. 낮은 강도로 하는 가벼운 유산소 운동보다는 인터벌 트레이닝이나 전력으로 달리기를 하는 고강도 유산소 운동이 식욕을 더 많이 떨어뜨립니다.

그러니 운동을 할 때는 운동에 집중하며 바짝 숨이 차오를 정도로 운동을 하는 것이 좋습니다. 짧은 시간 동안 더 많은 운동 효과를 낼 수 있으며, 지방도 더 많이 태울 수 있기 때문입니다. 게다가 고강도 인터벌 트레이닝을 하면 운동이 끝난 후에도 일정 시간 동안 지방 연소가 이어집니다.

영원히 가볍게 사는 법

허기질 때보다는 에너지가 있을 때 운동하라

공복에 운동을 하면 더 많은 체지방을 태울 수 있다고 하여 아침 공복 운동만 고집하는 분들이 있습니다. 실제로 전날 밤부터 장시간 공복 상태를 유지하고 다음 날 아침에 운동하면 평상시에 유산소 운동을 할 때보다 체지방을 20%나 더 소모한다는 연구 결과가 있습니다. 그렇지만 이것이 전부가 아닙니다.

이른 아침에, 특히 코르티솔 분비가 많은 오전 6시에서 10시 사이에 공복 상태로 운동을 하면 근육의 분해도 덩달아 가속화됩니다. 근육의 손실이 일어나면 기초 대사량이 떨어지면서 결국 지방이 더 잘 축적되는 몸이 됩니다. 게다가 허기진 상태에서 운동을 하면 운동 후에 식욕이 더 많이 올라 폭식을 할 가능성이 높아집니다. 결국 아침 공복 운동은 운동을 할 때는 지방을 더 많이 태울지 모르나 운동이 끝난 뒤에 체지방을 더 많이 축적할 수 있습니다.

식사를 하고 한 시간에서 두 시간 정도 지난 뒤에 에너지가 충분히 있을 때 운동을 하면 이런 현상을 방지할 수 있습니다. 특히 음식물을 섭취하고 난 뒤 한 시간에서 한 시간 반 사이에 운동을 하면 위장관의 소화 기능에 부담이 되지 않으면서 혈중 포도당 농도가 가장 높을 때이기 때문에 운동을 활발하게 할 수 있습니다. 밥이나 빵, 떡과 같은 탄수화물을 적당히 섭취한 뒤에 운동하면 대사율도 높일 수 있어 좋습니다. 무엇보다도 공복감이 없을 때 운동을 하면 운동을 하고 난 뒤에도 식욕이 크게 오르지 않습니다.

체질에 따라 운동이 달라진다

체질에 따라 잘 맞는 운동이 있습니다. 부교감 신경 흥분형인 목양 체질, 목음 체질, 토양 체질, 토음 체질은 땀을 흘릴 수 있는 운동이 잘 맞습니다. 이런 체질들이 수영이나 아이스하키, 겨울 야외 스포츠처럼 추운 환경에서 운동을 하면 심부 체온이 떨어져 식욕이 증가합니다. 반대로 따뜻한 환경에서 조깅이나 점핑처럼 땀을 흘릴 수 있는 운동을 하면 식욕이 떨어질 수 있습니다.

교감 신경 흥분형 체질인 금양 체질, 금음 체질, 수양 체질, 수음 체질은 뜨거운 햇빛 아래에서 운동을 하면 쉽게 지치며 어지럼증이나 일사병 등이 생길 수 있습니다. 몸을 시원하게 유지할 수 있는 수영이나 너무 덥지 않은 환경에서 하는 운동이 잘 맞습니다. 또 과격하게 땀을 많이 흘리는 운동이나 격투기 같은 운동은 과도한 긴장을 유발할 수 있어 주의해야 합니다. 태극권처럼 정적인 기공 훈련이나 한 자세로 오래 버티는 등척성 운동, 스트레칭 등이 좋습니다.

특히 BMI가 35 이상인 고도 비만이거나 체수분량이 쉽게 증가하는 편이라면 강도 높은 근력 운동을 하기보다는 관절들의 유연성을 길러주는 스트레칭과 유산소 운동을 위주로 하는 것이 좋습니다. 그리고 관절과 인대에 무리가 되지 않게 충격이 덜한 운동부터 시작해서 체중이 줄어들면 그에 따라 점점 운동 강도를 높이고 근력 운동을 더 하는 것이 좋습니다. 그렇지 않으면 운동을 하다 부상을 입게 되거나 염증과 치료 과정에서 사용하는 약물로 인해 체중이 더 늘 수도 있습니다.

영원히 가볍게 사는 법

잠깐! 운동만 해서 살을 뺄 수 있을까?

몸의 절대적인 부피를 줄이려면 운동에 집중하는 것보다 식단 관리에 신경 쓰고 충분한 숙면을 취하여 부종과 체지방을 포함한 '체중'을 먼저 줄여야 합니다. 운동만으로는 체중을 감량할 수 없습니다.

특히 특정 부위의 살을 빼고 싶다고 해서 그 부위만 집중해서 운동하면 도리어 그 부위의 사이즈는 커질 수도 있습니다. 사실 운동으로 특정 부위의 지방만 빼는 것은 불가능합니다. 그래서 예쁜 라인을 만들고 싶다면 체중을 먼저 감량해야 합니다. 아무리 체중을 빼도 사이즈가 잘 줄어들지 않는 부분이 있다면 근력 운동이 아니라 그 부위 주변의 관절 유연성을 기르고 순환을 돕는 스트레칭을 하는 것이 도움이 됩니다.

한방에서는 부분 비만 해결을 위해서 한약재로 만든 약침 시술을 하기도 합니다. 특히 사이즈가 큰 부분은 순환이 되지 않고 염증이 잘 생기는 부위일 가능성이 높습니다. 염증을 줄이고 순환을 도와 지방의 대사를 돕는 천연 한약재 성분을 주입하여 이런 문제를 해결하면 사이즈 감소에 도움이 됩니다.

스트레스만 잘 관리해도
살이 빠진다!

●

탈모, 위궤양, 장질환 등 '스트레스성' 혹은 '신경성'이라는 이름이 붙는 질환명이 굉장히 많습니다. 그만큼 스트레스는 우리 몸에 광범위하게 악영향을 줄 수 있습니다. 특히 스트레스로 인해 혈당이 높아지고 혈압이 높아지면서 심뇌혈관 질환의 위험이 높아지기도 합니다. 젊고 건강했던 사람도 극도의 스트레스로 인해 반신불수가 되거나 갑자기 세상을 떠나기도 합니다.

스트레스로 인해 살이 찌기도 합니다. 물론 스트레스를 받으면 야위는 사람들도 있습니다. 그렇지만 살이 잘 찌는 체질들은 스트레스를 받으면 체중이 늘고 특히 복부의 사이즈가 늘어나는 것을 경험하게 됩니다. 심지어 마른 사람도 내장 지방이 늘고 뱃살이 늘어 마른 비만이 되기도 합니다.

스트레스가 살을 찌우는 이유

스트레스가 폭식을 부른다

스트레스를 받으면 체내 코르티솔의 분비가 늘어나고 코르티솔은 식욕과 관련되는 여러 펩타이드과 작용하여 식욕을 증가시킵니다. 물론 스트레스를 받으면 더 먹는 것은 감정적인 보상 심리로 인한 것도 있을 수 있습니다. 그렇지만 우리의 의지로 조절되지 않는 호르몬계의 움직임 때문에도 나도 모르게 과식하게 됩니다.

먹는 것으로 스트레스를 풀 때 즐겨 찾는 음식들이 있습니다. 어떤 사람은 달콤한 디저트류를 먹고 싶어 하고, 또 어떤 사람은 매운 음식을 찾기도 합니다. 라면이나 피자, 국수, 빵 등 밀가루 음식을 유난히 많이 먹는 사람도 있습니다. 이런 음식들은 혈당을 급격히 높여 기분이 빨리 좋아지게 만들지만 그만큼 뇌의 쾌락 시스템에 작용하여 음식 중독 증상을 만들게 됩니다.

코르티솔이 직접 지방을 축적시킨다

코르티솔은 식욕을 높이기도 하지만 지방 세포에서 지방을 축적시키게 만드는 지단백 분해 효소를 활성화시킵니다. 그리고 내장 지방에서 지방이 이동하는 것을 막습니다. 그래서 스트레스를 받을수록 내장 지방이 늘고, 특히 복부 사이즈가 늘어납니다.

수면이 부족한 상태에서 스트레스를 받으면 살이 더 빠르게 찐다

잠을 자는 동안에 성장호르몬이 왕성하게 분비됩니다. 성장호르몬은 코르티솔과 반대 작용을 해서 살이 찌는 것을 막아줍니다. 그런데 수면 시간이 줄어들거나 늦게 잠들면 성장호르몬의 분비가 줄어들어서 살이 찌는 것이 가속화됩니다. 아무리 적게 먹고 열심히 운동을 해도 수면의 질이 떨어지면 살이 잘 빠지지 않는 것도 이러한 이유 때문입니다. 게다가 수면 시간과 수면의 질은 식욕과 관련된 호르몬들에 영향을 끼칩니다. 잠이 부족하면 포만감을 잘 느끼지 못해 식사를 할 때 더 많이 먹게 됩니다. 특히 수면이 불량하면 중압감이나 불안감을 극도로 느끼면서 스트레스를 받을 때 혈관이 급속도로 약해집니다. 이때 뇌졸중이나 심장마비가 생기는 경우가 많으니 더 주의해야 합니다.

살 안 찌게 스트레스 관리하는 방법

몸을 움직이세요

스트레스를 받을 때 인체가 보이는 반응을 '투쟁-도피 반응'이라고 합니다. 원시 시대로 돌아갔다고 가정해 봅시다. 그 시대에 가장 큰 스트레스는 아마도 '맹수에 쫓기는 상황'이었을 것입니다. 잘 도망쳐서 살아남기 위해 우리 몸은 스트레스를 받으면 심박수가 증가하고 혈압이 올라가며 골격근에 혈액이 몰립니다. 도망치는 것에 성공해서 살아남았다면 땀이 나면서 다시 혈압이나 심박수도 낮아지고 혈액도 다시 골고루 분산됩니다. 그러나 대부분의 현대인들은 사무실에서 앉아 있는 채로 스트레스를 받습니다. 스트레스를 받을 때 인체의 반응은 원시인일 때와 똑같이 일어나지만 상황이 종결되지 않고 지속적으로 이어지니 혈압을 조절하는 기능을 잃어 고혈압이 되거나 부정맥이 생기거나 골격근에 몰린 혈액이 해소되지 않아 목과 어깨에 담이 걸리는 것입니다.

그래서 스트레스를 받을 때는 나의 몸이 원활하게 이 과정들을 겪을 수 있게 몸을 움직여 주는 것이 좋습니다. 실제로 심박수가 평소의 1.5배 이상이 되게 달려 주는 것도 좋습니다. 그리고 근력 운동과 고강도 인터벌 운동을 하면 성장 호르몬의 분비를 촉진하고 성장 호르몬은 지단백 분해 효소의 활성화를 억제하여 살이 찌는 것을 막을 수 있습니다. 또한 운동을 하면 인슐린에 대한 감수성이 높아져 지방 분해나 식욕 조절에 도움이 됩니다.

체력이 바닥이라면 잠이 우선

스트레스를 지속적으로 오랜 시간 동안 받아서 체력이 이미 바닥나고, 계속되는 야근 혹은 불면증 때문에 수면의 질도 낮아져 있다면 잠을 잘 자는 것에 집중하는 것이 우선입니다. 일반적으로 최소 7시간 정도 숙면을 취하는 것이 좋고, 성장 호르몬의 분비가 최대가 되는 오후 10시에서 오전 2시 사이에는 잠을 자고 있어야 합니다. 잠을 잘 자기 위해서는 규칙적인 수면 습관을 가지려고 노력하고 오후 2시 이후로는 카페인 섭취를 자제하는 것이 좋습니다. 금연도 도움이 되며 잠자리에 들기 3시간 전에는 음식물 섭취를 마쳐야 합니다. 특히 휴일 전날 밤은 왠지 잠들기에 아까운 생각이 들더라도 일찍 잠자리에 들어 몸의 피로가 풀릴 수 있게 도와줘야 합니다.

규칙적으로 식사를 하는 것도 수면의 질을 높이는 데 도움이 됩니다. 그리고 잠들기 전에 배고픔이 느껴진다면 간단한 간식을 먹어도 좋습니다. 숙면을 취하는 데 도움이 되는 간식으로는 아미노산 트립토판이 많은 달걀, 견과류, 우유 등이 있습니다. 다만 너무 많은 양을 먹으면 오히려 수면을 방해하니 견과류 한 줌, 우유 한 컵 정도만 먹도록 합니다.

스트레스를 줄이는 이완 요법

요가와 명상, 호흡 등의 이완 요법은 스트레스를 유의미하게 감소시키고, 우울증, 불안감, 피로감 등을 현저하게 줄일 수 있습니다. 특히 명상은 힘을 들이지 않고 할 수 있어서 체력이 바닥나 있는 상태에서도 얼마든지 할 수 있고 시간과 공간의 제약을 받지 않고 할 수 있다는 장점이 있습니다. 명상이라고 하면 어렵게 생각하는 경우가 많은데 요가를 하는 것도 명상이고 화분에 물을 주고 빨래를 개는 것도 명상이 될 수 있습니다. 가만히 앉거나 누워서 주변 소리를 듣는 것, 내 몸의 감각에 집중하는 것도 명상의 한 방법입니다. 또한 취미 생활을 하거나 경로를 바꿔 가며 집 주변을 산책하는 것, 여행을 하는 것도 스트레스로 인한 몸과 마음의 긴장을 이완하고 기분을 좋게 만드는 엔도르핀과 세로토닌과 같은 호르몬의 분비를 촉진하는 데 도움이 됩니다.

영원히 가볍게 사는 법

마음이 충만해지는 식사
vs 감정에 휘둘린 식사

많은 사람이 감정에 휘둘린 식사를 합니다. 어제는 우울해서 먹었고, 오늘은 화가 나서 먹고, 내일은 답답하고 불안할 것 같은 마음에 간식으로 먹을 것을 사다 두기도 합니다. 그러다가 어느 날 정신이 번쩍 들면 다시 이성을 찾겠다며 갑자기 식사를 할 때마다 칼로리를 계산하고 저울로 양을 재서 먹기도 합니다.

건강한 아이들은 알아서 적당히 먹습니다. 특히 신생아 때에는 엄마 욕심에 수유량을 늘리려고 하더라도 아기가 느끼기에 배가 적당히 차면 더 이상 먹지 않으려고 거부합니다. 그런데 나이가 들면서 어느 순간부터는 감정을 먹는 것으로 풀려고도 하고 바쁘다는 핑계로 허겁지겁 끼니를 때우면서 자연스럽고 건강하게 식사하는 방법을 잊어버립니다. 그리고 이는 곧 이상 지질 혈증, 당뇨, 비만으로 돌아옵니다.

중요한 것은 그릇에 담긴 음식의 무게가 아닌, 당신의 마음입니다

마음이 충만해지는 식사 그리고 감정이 아닌 나의 감각에 의존하는 식사를 하면 비만을 예방하고 체중 감량에도 도움이 될 수 있습니다. 이러한 식사를 '마인드풀 이팅Mindful Eating'이라고 합니다.

한 연구[20]에서는 참가자들에게 체중을 조절하기 위해 기존의 식습관을 바꿔서 마인드풀 이팅을 하도록 하였습니다. 방법은 어렵지 않았습니다. 음식의 칼로리와 무게를 재는 대신에 음식 자체에 집중하게 했습니다. 음식의 맛과 향기, 생김새 등에 더 관심을 기울이게 말입니다. 그리고 내 몸이 보내는 배고픔과 배부름 신호를 감지하고 그 신호에 맞춰 식사 시간과 간식 시간을 계획하게 했습니다. 고칼로리 음식은 무조건 피하는 것이 아니라 한두 입 먹으면서 맛을 보도록 유도했습니다.

그렇게 15주간 마인드풀 이팅을 실천하도록 하였습니다. 결과는 어땠을까요? 80명 중 42명이 마인드풀 이팅에 참여하였고, 그중 15주 프로그램을 모두 끝낸 28명은 평균적으로 1.9kg을 감량하였습니다. 반면에 마인드풀 이팅을 하지 않은 36명은 0.3kg을 감량하여 마인드풀 이팅을 한 사람들이 더 많은 체중을 감량하였다고 합니다.

식사량을 재는 데 필요한 것은 당신의 몸

마인드풀 이팅은 매우 단순합니다. 당신의 오감만 있으면 그 외에 아무런 도구도 필요하지 않고 칼로리를 계산하느라 머리를 쥐어짤 필요도 없습니다. 다만 식사를 할 때는 그 식사 시간과 음식 자체에 집중하

　　　　　　　　　　　　　　　영원히 가볍게 사는 법

고, 나의 감각에 집중해야 합니다. 식사를 준비하면서 식재료가 얼마나 신선하고 향이 좋은지를 느껴 봅니다. 음식을 떠서 입으로 가져가면서 그 주변의 공기를 느끼고 눈앞에 놓인 이 음식이 나를 건강하게 만들어 줄 것에 감사하고 내 몸이 활기차고 매력적으로 변할 것을 상상하면서 식사를 즐겨 보시기 바랍니다. 마치 중세 시대에 귀족들이 만찬을 즐기던 것처럼 말입니다. 이렇게 마음이 풍요로워지고 나의 오감도 만족하는 식사는 평생 지속할 수 있고 몸과 마음 모두 건강해지게 만듭니다. 그리고 무엇보다도 식사가 자연스럽습니다.

사실 우리 몸에는 저울보다 더 정밀하고 체계적인 식욕 조절 시스템이 존재합니다. 이 시스템은 아직 과학적으로 다 밝혀지지 않았을 정도로 경이롭습니다. 우리가 사용하는 에너지의 양은 매일 다릅니다. 똑같은 생활을 반복하고 있다고 생각하더라도 매일 날씨가 다르고 계절이 바뀌며 그에 따라 나의 생체주기도 달라지고 육체적인 컨디션이 달라집니다. 마음의 상태도 수 분 수 초 단위로 달라집니다. 그래서 그때그때 필요한 에너지의 양에 맞춰서 식욕 조절 시스템이 지금 얼마나 음식물을 섭취할지 혹은 공복을 유지할지 결정합니다. 우리는 그 신호를 배고픔과 배부름으로 받아들입니다.

그런데 이를 무시하고 내가 계산한 대로만 먹거나 음식의 맛과 풍미는 뒷전이고 생존만을 위한 식사를 하면 고유의 식욕 조절 시스템이 점점 역할을 하지 못하게 됩니다. 게다가 이렇게 식욕 조절 시스템이 약해진 상태에서 불안감, 분노, 슬픔 등의 감정에 휘둘려 식사를 하다 보면 음식 중독에 빠집니다. 또한 식욕 조절 시스템이 완벽하게 작동하고 있던 사람이 체중 감량을 위해 식욕 억제제를 복용하는 경우에도 식욕 조절 시스템이 망가질 수 있습니다.

이렇게 우리 몸의 식욕 조절 시스템이 기능을 잃으면 체중을 조절하는 일은 점점 더 어려워집니다. 특히 식사를 할 때 감각적으로도 심리적으로도 만족이 되지 않으면 식사를 마치고도 허한 느낌이 듭니다. 하루에 섭취할 칼로리를 정해서 먹고, 곤약면이나 곤약밥으로만 먹으면 어느 순간 정신을 잃고 폭식을 하게 되는 것도 바로 이러한 이유 때문입니다. 이럴 때마다 자신을 자책하고 미워하게 되면 다이어트를 하면서 우울감이 생길 수도 있습니다. 그리고 이런 일이 반복될수록 음식을 더 강박적으로 조절하게 되고 식사를 할 때마다 불안감이 생기면서 섭식장애로 발전하기도 합니다.

자연스러운 식사가 답이다

칼로리를 계산해서 먹고 다이어트 식품으로만 먹는 것은 자연스러운 식사가 아닙니다. 그래서 평생 할 수 없습니다. 하지만 몸과 마음이 충만해지는 식사를 하면 나의 식욕 조절 시스템 성능이 더욱 좋아지고 내가 의식적으로 식사량을 조절하지 않아도 됩니다. 그저 내 몸이 보내는 신호에 따르면 됩니다. 졸리면 잠을 자러 이불 속으로 들어가는 것처럼 말입니다. 몸과 마음이 충만해지는 식사는 그 어떤 식사보다 자연스럽기 때문에 오래 지속할 수 있습니다.

만약 힘든 감정들이 파도처럼 밀려와 식욕을 부를 땐 잠시 멈춰서 내가 왜 음식을 먹고 싶은지 생각해 보세요. 정말 배가 고프고 내 몸이 이 음식을 필요로 하는 건가요? 아니면 내 마음이 힘드니 보살펴 달라고 보내는 신호의 일종인가요? 만약 후자인 것 같다면 내 감정을 달래는 데 주의를 기울여 보시기를 바랍니다. 오늘 왜 힘들었는지 감정 일기를 써 봐도 좋고 산책도 기분 전환에 도움이 됩니다. 이렇게 스스로가 내 마음을 위로하고 감싸안으면 식욕도 어느새 수그러듭니다.

뼈만 남고 싶다고요?
그러다 죽습니다

●

"살찌는 것은 게으르고 한심한 일이야."

이것은 고등학생 때 제 친구에게 직접 들은 말입니다. 저보다 키는 크지만 더 말랐던 그 친구가 말하니 내가 살쪄 보인다고 돌려서 하는 말인가 싶어 당황스러웠습니다. 그런데 요즘 너무 많은 사람들이, 특히 한창 미래를 꿈꿔야 할 10대 청소년들이 뼈말라족(뼈만 남을 정도로 마른 사람들)을 선망합니다. 심지어 '프로아나pro-ana(거식증Anorexia을 찬성한다pro는 뜻)'를 외치며 거식증을 앓고 싶어 하기까지 하는 것을 보고 그 친구가 떠올랐습니다.

거식증은 1일 1식과 같은 식사 방식이 아닙니다. 신경성 식욕부진증 Anorexia nervosa이라고도 불리는 거식증은 신체에 대한 잘못된 인식 장애로 인하여 식사를 제한하거나 거부하여 체중이 지나치게 감소하는 신경정신과적 '질환'입니다. 결국 거식증을 찬성한다는 것은 '병에 걸리고 싶어요!'라고 외치는 것이나 다름없습니다.

왜 거식증은 질환인가?

거식증이라고도 부르는 신경성 식욕부진증은 정서적으로 미성숙한 사춘기(13세~18세)에 시작되는 경우가 많습니다. 하지만 최근 국내에서는 10대 여성 못지않게 20대 거식증 발생률도 높아지고 있고 그중 90% 정도가 여성입니다. '마른 여성이 더 아름답다'라는 사회적 통념의 영향이 크고 고통스러운 생활이나 특정 사건에 의해 처음 발병하기도 합니다. 영국의 다이애나 왕세자비가 정서적인 괴로움으로 인해 거식증을 앓게 된 것이 대표적인 예시입니다. 그리고 강박적인 성향, 완벽주의적 성향을 가지고 있는 경우에도 신경성 식욕부진증이 생길 가능성이 높은 경향이 있습니다.

신경성 식욕부진증이 생기면 체중이 증가하는 것에 대한 강박적인 혐오감으로 인하여 식사를 거부하거나 식사량을 극도로 제한합니다. 체중 조절을 위하여 격한 운동을 하기도 합니다. 그리고 식사 시간에 음식을 먹지 않고 감추어 두거나 일부러 천천히 식사를 해서 음식을 남기기도 합니다. 탄수화물이나 지방이 많은 음식을 골라내고 먹기도 합니다. 그런데 이런 행동은 체중이 정상 수준에 이르러도 멈추지 않습니다. 심지어 체중이 정상이어도 이를 인정하지 못합니다. 그리고 목표하는 특정 체중에 이르러도 언제든지 다시 살이 찔 수 있다는 사실에 항상 극심한 불안감에 시달립니다. 그래서 음식을 먹고 나면 살이 찌지 않으려고 일부러 구토를 하거나 설사약을 복용하는 것을 멈추지 못합니다.

목숨을 앗아가는 거식증

거식증을 앓는 사람들의 건강 상태는 극빈국의 기아 상태인 아이들과 다를 것이 없습니다. 여성의 경우 점점 월경이 없어지고 변비나 복통이 생깁니다. 추위를 잘 타게 되면서 무기력해지고 저혈압, 저체온증, 피부 건조증이 생길 수 있습니다. 구토를 자주 하면 저칼륨 혈증이 생기기도 하고 구강이나 식도, 위장에 상처가 생기고 대사 장애가 생길 수 있습니다. 갑상선 기능에 이상이 생기기도 하고 기초 대사량이 떨어집니다. 특히 청소년기의 거식증은 성장 발달을 저해합니다. 더욱 심각한 것은 거식증을 앓는 사람 10명 중 1명은 기아나 자살, 전해질 불균형으로 사망에 이른다는 사실입니다.

프랑스 모델 이사벨 카로Isabelle Caro는 거식증을 앓으면서 거식증에 대한 경종을 울리기 위해 '거식증 반대No-anorexia' 캠페인까지 하였지만, 결국 28세의 나이에 영양실조로 사망했습니다. '거식증이 되어도 내가 다시 먹고 싶을 때 먹으면 괜찮아지지 않을까?'라고 생각한다면 큰 착각입니다. 거식증은 인지행동치료와 약물치료, 입원 치료 그리고 가족 치료가 필요할 정도로 치료하기 힘든 질환입니다. 마치 마약 중독처럼 말입니다.

다이어트는 건강한 삶을 살기 위해 하는 것

다이어트나 체중 조절은 마르기 위해서 하는 것이 아닙니다. 건강하게 삶을 영위하기 위해 하는 것입니다. 그리고 체중이 얼마나 나가든, 당신의 외모가 어떻든 존재 자체만으로 이미 충분히 아름답고, 사랑받아 마땅하다는 사실을 알아야 합니다.

사회적인 통념도 변해야 합니다. 특히 청소년기에는 주변 환경에 크게 영향을 받고 대중 매체에서 보이는 것들을 걸러 내는 것 없이 그대로 받아들입니다. 바비 인형처럼 깡마른 여자 아이돌을 보고 예쁘다고 환호하면서 옆에 있는 조카에게는 통통해도 괜찮다고 말하는 것은 전혀 설득력이 없습니다. 모든 생명은 그 자체로 아름다우며 누구든지 조건 없이 사랑받을 수 있다는 것을 보여 주는 사회 전반적인 분위기가 형성되어야 합니다.

만일 거식증이 생겼다면 반드시 전문가의 도움을 받아야 합니다. 특히 스트레스나 우울감, 불안감이 심할 때 체중을 조절하면서 통제하는 희열감을 느끼며 거식증으로 발전하는 경우가 있습니다. 하지만 절대로 식사를 거부하고 마른 몸을 유지함으로써 다른 상황들도 통제하는 힘을 갖게 되는 것이 아닙니다. 더군다나 거식증으로 몸이 망가질수록 점점 올바른 판단을 할 수 없어져서 현실적인 문제의 해결책을 찾기 더 어려워집니다. 무엇보다도 나중에 이 모든 것을 되돌리고 싶어도 거식증에 발목을 잡혀 행복한 경험을 할 기회들과 소중한 사람들과 함께할 시간을 빼앗길 수 있다는 점도 꼭 명심해야 합니다.

지속 가능한
다이어트를 위한 조건

●

아래 내용은 제가 매일 환자분들과 주고받는 대화입니다.

"이렇게 먹으면 칼로리가 너무 높은 것 같은데요, 선생님?"

"걱정 마시고 드세요. 칼로리는 생각하지 마세요."

"이것만 먹어도 배고픈 것 참을 수 있어서 이만큼만 먹었어요."

"아니에요, 참지 마시고 더 드셔야 해요."

"저 오늘 케이크가 너무 먹고 싶은데 한번 참아 볼게요!"

"괜찮아요. 드시고 싶을 땐 드시도록 하세요."

조금 이상하게 들리나요?

칼로리를 하나하나 계산해서 식단을 짜고, 어떤 유혹에도 절대 흔들리지 않는 100점 만점짜리 다이어트를 하면 당연히 다이어트도 성공적이어야 합니다. 그런데 그런 '극도의 절제'를 해야 하는 식단일수록 지

영원히 가볍게 사는 법

속 가능한 다이어트를 어렵게 만들 수 있습니다. 체중 감량을 했더라도 체중을 유지하는 것이 힘이 듭니다. 지금부터 그 이유를 알려 드리겠습니다.

완벽하게 하려고 할수록 다이어트에 실패하기 쉬운 이유

칼로리를 제한해서는 체중을 감량할 수 없다

예전에는 살이 찌는 이유를 소모하는 칼로리양보다 섭취하는 칼로리양이 많아서라고 여겼습니다. 그래서 살을 빼기 위해서는 반대로 소모하는 칼로리의 양을 늘리고 섭취하는 칼로리양을 줄여야 한다는 것이 정설이었습니다. 그렇지만 이러한 칼로리 계산 이론이 틀렸다는 것도 이미 오래전에 밝혀졌습니다.

우리 몸은 섭취하는 에너지의 양을 줄이면, 그 줄어든 에너지로 살 수 있게 금방 적응을 합니다. 활동하는 에너지를 늘려도 마찬가지입니다. 허먼폰처 교수는 《운동의 역설The Exercise Paradox》에서 수렵과 채집을 통해 살아가는 하자족이 소비하는 에너지양이 도시 생활을 하는 사람들과 다르지 않다는 연구 결과를 발표했습니다. 그래서 먹는 양을 줄이고 운동을 열심히 하면 처음에는 체중이 줄어드는 것처럼 보일지라도 시간이 지나면 그 방법이 통하지 않는 것입니다. 어떤 연구에서는 어떤 운동을 얼마만큼 하든 결과적으로 뺄 수 있는 체중이 1kg에 불과하다는 결론을 내기도 했습니다. 결국 체중을 움직이는 것은 얼마나 먹고 얼마나 쓰는

지가 아니라 내 몸이 순환과 대사를 얼마나 잘 시키는지, 호르몬 조절을 잘하는지에 따라 결정됩니다.

우리의 의지력은 믿을 게 못 된다

이성적인 자제력은 생존을 위한 본능을 이기기 어렵습니다. 물론 자기 통제 능력은 사람마다 차이가 클 수 있습니다. 하지만 우리는 완벽하게 본인을 제어하는 것이 얼마나 어려운지 알고 있습니다. 내신도 수능도 모두 만점 받는 것이 어려운 것처럼 말입니다.

학업은 그나마 시간과 기간이라도 정해져 있지만 다이어트는 24시간 365일 스스로를 통제해야 합니다. 게다가 배고픈 것을 견디며 식단 조절을 할수록 내 몸은 그에 맞서서 내 몸을 보존하기 위해 배고픔을 더 자주, 강하게 느끼게 만듭니다. 또한 한동안 적게 먹었다면 어느 순간부터는 그동안 부족하게 먹었던 것을 만회하기 위하여 더 많은 음식을, 특히 고칼로리, 고당도의 음식을 먹게 조종합니다. 그 때문에 자기관리에 있어 프로인 유명 배우들이나 운동선수들조차도 극도로 식단을 조절하고 난 뒤에는 촬영이나 경기가 끝나고 나서 이성을 잃고 폭식을 하게 되는 것입니다.

다이어트를 하면서 한 번씩 정신을 놓고 과자나 케이크, 치킨과 같은 음식을 마구 먹어 버리다가 정신을 차리고 보니 배가 터질 듯이 불렀던 적이 있으시다면 이미 본능의 위력을 경험한 것입니다. 배고픔을 참는 다이어트를 반복할수록 이런 일들은 더 잦아지고 강도도 세어집니다.

영원히 가볍게 사는 법

먹을 것이 없어진 경험을 한 몸은 또다시 굶주리게 될까 봐 더욱더 에너지를 저장해 두려고 하기 때문입니다. 그래서 결국 다이어트를 하는 내내 그리고 다이어트가 끝난 이후에도 항상 생존 본능에 정면으로 맞서서 싸워야 하는 몸이 되고 맙니다. 그리고 그게 언제든 자신의 의지가 본능 앞에서 얼마나 연약한지를 경험하고 좌절하게 됩니다.

정상적인 식사가 아니다

요리를 할 때 음식을 맛있게 만들기 위하여 레시피를 보고 재료의 양을 계량하는 것은 이상한 일이 아닙니다. 그렇지만 음식을 먹을 때 매번 내가 얼마나 먹을지 그 음식의 칼로리를 계산하는 것은 정상적인 식사 방식이 아닙니다. 우리에게는 적당량을 먹으면 포만감을 느끼고 식사를 멈추게 만드는 포만 중추가 있습니다. 그래서 필요한 만큼 먹으면 배가 부르다고 느끼게 되고, 그 신호를 무시한 채 지나치게 많이 먹으면 불쾌감이 생깁니다. 그리고 다음 끼니에 배가 덜 고프다고 느끼게 됩니다. 반대로 이전 식사 시간에 적게 먹었다면 다음 끼니에는 더 빨리 배가 고파지고 더 많이 먹게 됩니다. 이렇게 우리는 매번 신경을 쓰지 않더라도 항상 적당량을 섭취하고 소화, 대사시킬 수 있게 자체적으로 조절하는 능력을 가지고 있습니다.

그런데 그 훌륭한 조절 기능을 사용하지 않고 매번 머리로 계산한 양만큼만 섭취하려고 하면 점점 스스로 포만감을 느끼며 식사하는 법을 잊어버리게 됩니다. 그리고 조금이라도 많이 먹은 것 같으면 자책하고,

칼로리를 계산하지 않으면 불안감에 휩싸이는 강박증이 생길 수 있습니다. 더욱 놀라운 것은, 그렇게 열심히 칼로리를 따지고 계산하더라도 실제 섭취하게 되는 칼로리양은 정작 기대하는 것과 다를 가능성이 높다는 것입니다. 음식의 칼로리는 주재료로만 결정되는 것이 아닙니다. 어떻게 요리하는지에 따라서도 달라집니다. 그리고 애초에 식품에 표기되어 있는 칼로리 숫자가 엉터리인 경우도 굉장히 많습니다.

지속 가능한 다이어트를 위한 조건

칼로리를 계산은 NO

칼로리 계산은 시간 낭비, 에너지 낭비입니다. 음식의 무게를 재고 계산기를 두드릴 시간을 아끼면 음식을 준비하는 시간 그리고 실제로 식사하는 시간을 늘릴 수 있습니다. 음식을 먹는 것은 단순히 연료 공급을 위한 행위가 아니라, 우리의 인생을 풍요롭게 하고 내 몸을 건강하게 만드는 삶의 큰 일부분입니다. 그러니 나 자신을 위해서 신선하고 건강한 식재료들로 음식을 준비하고, 음식을 먹는 동안 색과 맛, 향, 식감 등을 충분히 느끼고 즐기면 됩니다. 그러면 내 몸이 자연스럽게 식사를 마쳐야 하는 때를 알려 줄 것입니다. 실제로 직접 요리를 하면 식사량이 줄어드는 경우가 많습니다.

다만 혈당 조절에 문제가 있거나 호르몬의 이상 등으로 포만감을 적절하게 느끼지 못할 수도 있습니다. 그렇더라도 포만 중추를 계속 작동

영원히 가볍게 사는 법

시키려 노력하는 것이 좋습니다. 여러 번 씹어 먹고 식사 시간을 충분히 여유롭게 둬서 포만감을 느껴 보려고 끊임없이 시도해 보세요. 시간이 걸릴지라도 점차 이성이 아닌 본능이 식욕을 조절합니다. 그렇게 충분히 식사를 했다고 스스로 느껴야 금방 다른 음식을 먹고 싶은 생각이 들지 않습니다. 반면에 내가 인위적으로 양을 조절해서 먹으면 몸은 항상 부족하게 먹은 것처럼 여기고 자꾸만 더 채우려고 합니다.

100점이 아니어도 괜찮다

늘 100점 만점이 아니어도 괜찮습니다. 65점도 좋고 70점은 더 훌륭합니다. 케이크가 너무 먹고 싶은 날에는 한 조각 맛있게 먹고, 대신 다음 식사 때 신선한 야채와 질 좋은 단백질, 지방, 곡물을 곁들인 건강한 식사를 하면 됩니다. 라면이 너무 먹고 싶을 때에는 냉장고에 있는 버섯, 파, 숙주나물, 브로콜리도 넣으면 됩니다. 그러면 아무리 인스턴트 라면이라도 60점 이상은 만들 수 있습니다

거의 매일 음주를 했다면 금주일을 만들고, 배달 음식을 자주 먹었다면 배달 음식을 먹는 요일을 정하는 것도 좋습니다. 평일 아침에는 신선한 과채주스 만들어 먹기, 올라갈 땐 엘리베이터 대신 계단 이용하기처럼 다이어트가 끝나도 할 수 있는 것들을 목표로 세워 보시기 바랍니다. 중요한 것은 내가 평생 할 수 있는 건강한 습관을 만드는 것입니다. 그리고 건강한 습관은 자연스럽게 체중 감량으로 이어집니다.

누구나 석가모니나 예수처럼 완벽하게 살 수는 없지만, 충분히 좋은

사람으로는 살 수 있습니다. 너무 기준을 높게 설정하면 실천 가능성이 떨어지고, 실패했다고 느낄 때마다 자괴감이 들고 이 스트레스가 다시 폭식을 부르거나 다이어트를 포기하게 만듭니다. 반면에 나 자신과의 약속을 지키는 횟수와 기간이 늘어날수록 자존감이 높아지고 다이어트도 성공할 수 있습니다. 매일 만점이 아니어도 괜찮습니다. 지난해보다 올해가, 지난달보다 이번 달이, 지난주보다 이번 주가 더 나아지도록 평균 점수를 올려 보시기 바랍니다. 그러면 내가 목표한 바를 이룰 수 있습니다.

나 자신을 사랑하고 아끼기

간밤에 또 참지 못하고 크림빵을 먹어서 자신이 못난 사람처럼 느껴질 수도 있습니다. 물론 크림빵이 다이어트에 도움이 되지 않는 것은 맞습니다. 하지만 그것 때문에 다이어트가 통째로 무너지는 것은 아닙니다. 스스로를 너무 몰아세우지 않는 것이 좋습니다. 건강하게 살려고 하는 다이어트인데 다이어트 때문에 지나치게 스트레스를 받으면 그 다이어트는 지속하기 어렵습니다.

만일 다이어트를 할 때마다 강박증이 생기거나 자기 비하가 심해진다면 진짜로 나에게 스트레스를 주는 원인이 다이어트가 아닐 가능성이 높습니다. 부모님으로부터 적절한 사랑을 받지 못했거나 마음에 상처가 있는 경우, 자신을 아끼는 방법을 모르는 사람들에게서 다이어트 강박을 비롯한 식이 장애가 발생하는 경향이 있습니다. 이런 경우 명상을 하거나 마음 치료를 받는 것이 다이어트를 도울 수 있습니다.

　다이어트가 왜 나에게 스트레스가 되는지 천천히 생각해 보시기 바랍니다. 사실 당신이 다이어트를 하겠다고 결심한 것 자체로 이미 훌륭한 일을 한 것입니다. 더 좋은 모습으로 변화하려고 마음을 먹었기 때문입니다. 이렇게 대견한 나 스스로를 사랑하고 아끼는 것이 지속 가능한 다이어트를 하는 길입니다.

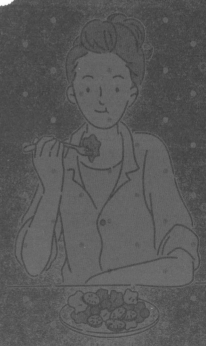

부록

다이어트와
잘못된 상식
그리고 팁

과일의
배신

새콤달콤한 과일은 맛도 좋지만 먹기도 편해서 디저트, 간식, 주스 재료 그리고 바쁠 때 식사 대용으로도 두루두루 활용됩니다. 과일은 미네랄과 비타민이 풍부하고 섬유질도 많이 함유하고 있어서 야채와 함께 건강식품으로, 많이 먹으라고들 추천하는 음식이기도 합니다. 하지만 이 말만 믿고 많이 먹었다가는 배신당하기 십상입니다.

지방간의 원인, 과일

밥이나 설탕, 과일같이 포도당이나 과당을 포함하고 있는 음식을 섭취하면 혈당이 오르면서 인슐린이라는 호르몬이 분비됩니다. 인슐린은 지금 당장 쓰지 않을 포도당을 간과 근육에서 글리코겐으로 바꿔 저장하게 하고 지방 조직은 중성 지방으로 저장하게 하여 혈당을 떨어뜨리고 에너지를 비축하게 하는 호르몬입니다. 그런데 과당은 근육이 사용할 수 없는, 즉 운동으로 쓰일 수 없는 당의 형태이기 때문에 대부분 간세포에서 처리됩니다. 그래서 과당의 섭취가 많으면 지방이 간에 쌓이는 지방간과 간의 염증이 생길 가능성이 높습니다. 특히 평소에 과당을 지나치게 많이 섭취하면 술을 마시지 않는데도 지방간이 생기거나 간염이 생깁니다. 그리고 과당은 내장 지방의 원인이 되고 이상 지질혈증, 인슐린 저항성, 요산 수치 증가를 유발합니다.

배고픔을 부르는 과일

과당은 동일한 양의 다른 당분에 비해 인슐린과 렙틴의 상호작용을 통하여 포만감을 불러일으키는 효과가 덜합니다. 그래서 과일로 식사를 대신하면 금방 다시 허기지게 되는 것입니다. 과일을 주스로 만들어 마시면 섬유질이 파괴되면서 과일을 씹어서 먹을 때보다 혈당이 빠르게 오르고 그만큼 더 빨리 배고파집니다. 그래서 과일을 위주로 만든 주스를 자주 마시면 당뇨와 비만의 원인이 될 수 있습니다.

알레르기 질환이 있다면 더 조심

과당은 단백질에 달라붙어 염증 반응을 일으키기도 합니다. 비염이나 알레르기 피부염, 천식 등의 알레르기 질환이 있다면 과일을 많이 먹는 것이 절대로 도움이 되지 않습니다. 특히 키위, 파인애플, 망고, 바나나, 귤, 딸기와 같이 흔하게 먹는 과일이 두드러기나 알레르기 증상을 직접적으로 일으키기도 합니다. 생과일일수록 구토, 복통, 피부염, 천식 등의 알레르기 증상을 유발하기 쉽습니다. 우유 속의 유당을 소화시키기 어려운 유당 불내증처럼 과당을 소화시키는 능력이 떨어지는 '과당 불내증'이 있는 사람들도 있습니다. 과당 불내증이 있으면 과일을 먹고 나서 배가 나오거나 방귀가 잦아지거나 설사를 할 수 있습니다.

다이어트 실패와
성공을 가르는 한 끗 차이

한 끗 차이가 다이어트의 실패와 성공을 가릅니다. 아래 5쌍의 단어의 의미 차이를 분명하게 이해하고 있다면 당신은 다이어트의 성공을 눈앞에 두고 있을 것입니다.

칼로리의 양 vs 칼로리의 질

대부분의 식품들에는 칼로리가 표기되어 있습니다. 하지만 칼로리의 양보다 중요한 것이 있습니다. 바로 칼로리의 질입니다. 감자칩 한 봉지의 칼로리는 대략 삶은 감자 4개 칼로리와 맞먹습니다. 그럼, 감자칩 한 봉지를 먹을 때와 삶은 감자 4개를 먹을 때 몸에서 일어나는 일도 같을까요?

내장 지방이 얼마나 쌓일지를 결정하는 것은 '칼로리가 얼마나 많은지'가 아니라 '어떤 음식으로 칼로리를 섭취하는지'입니다. 음식의 형태에 따라 우리 몸의 호르몬 분비에 끼치는 영향이 다르기 때문입니다. 똑같은 양의 칼로리를 섭취해도 정제된 탄수화물이나 단순당

영원히 가볍게 사는 법

이 많은 음식보다 통곡물처럼 정제되지 않은 탄수화물과 단백질, 신선한 채소, 몸에 좋은 지방이 골고루 포함된 음식을 섭취하는 것이 좋습니다.

가공식품 vs 자연식품

한 번 먹을 분량으로 스팀 조리되어 포장된 닭가슴살은 가공식품일까요? 100% 프리미엄 아몬드로 만들어진 오리지널 아몬드 우유는 자연식품일까요? 대부분의 사람들이 가공식품이 몸에 좋지 않다는 것을 알고 있습니다. 하지만 본인이 얼마나 가공식품을 많이 먹는지 모르는 경우가 많습니다.

자연식품은 자연 그대로의 음식입니다. 음식을 보존하거나 특별한 형태를 만들기 위해 첨가한 성분이 없습니다. 내가 먹는 주스나 고기가 가공식품인지 아닌지 구분하는 방법은 매우 단순합니다. 제품의 앞면은 무시하고 뒷면을 보면 됩니다. 이때 영양 성분표가 아니라 원재료명을 봐야 합니다. 닭가슴살만 적혀 있지 않고 대두유, 혼합제제, 복합 조미식품, 유청 조미 분말과 같이, 글자만 보고는 그것이 어떤 색과 모양인지 바로 떠오르지 않는 것들이 적혀 있다면 그것은 가공식품입니다.

합성 첨가 물질이 체내에 많이 들어올수록 우리 몸의 호르몬 분비 능력이 떨어집니다. 자연에서는 볼 수 없는 물질이라 몸이 일종의 혼란을 겪는 것입니다. 호르몬 저항성은 당뇨와 비만, 갑상선 질환, 다낭성 난소 증후군 등 호르몬과 관련된 질환의 원인이 됩니다. 가공식품을 줄이고 자연식품의 비중을 늘리면 이런 질환으로부터 해방될 수 있고 다이어트도 순조로워집니다.

1일 1식 vs 일정한 식사 패턴

하루에 한 끼만 먹는 1일 1식은 빠른 시일 내에 체중을 줄이는 데 효과적입니다. 대신 1일 1식이 끝나면 체중이 다시 빠르게 돌아오는 경우도 그만큼 많습니다. 1일 1식이 단기 다이어트에 효과적인 이유는 섭취 열량이 줄어든 것이 가장 큽니다. 물론 1일 1식을 하는 동안 인슐린 저항성이 개선된다는 보고도 있지만, 대부분이 배고픔을 참기 어려워 1일 1식을 평생 지속하지 못합니다. 그러니 그 효과도 오래가지 못합니다. 특히 1일 1식 이후에 폭식으로 이어지면서 오히려 더 심한 요요 현상을 겪는 경우가 많습니다.

우리 몸은 섭취하는 에너지의 양과 시간대가 들쑥날쑥하면 에너지를 비축하는 방향으로 호르몬 분비 방향을 전환합니다. 에너지를 저장하기 가장 효율이 높은 형태는? 바로 지방입니다. 즉 식사 시간과 양의 변화가 클수록 지방을 잘 저장하는 몸이 되어 버립니다. 그러므로 규칙적이고 일정한 식사 패턴을 갖는 것이 좋고, 일주기 리듬에 맞춰 아침과 점심을 든든히 먹고 저녁을 가볍게 먹는 것이 좋습니다.

단백질 음식 vs 단백질 셰이크

단백질은 우리 몸을 구성하는 주요한 성분으로 물 다음으로 많은 양을 차지하는 부분이기도 합니다. 다이어트를 할 때에도 단백질 섭취를 잘할수록 포만감도 커지고 영양 부족으로 인한 부작용을 예방할 수 있습니다. 단백질 섭취를 가장 간편하게 할 수 있는 방법은 바로 단백질 셰이크를 활용하는 방법입니다. 단백질 셰이크는 콩이나 현미와 같은 곡물로 만든 셰이크와 유청으로 만든 단백질 셰이크가 있습니다.

영원히 가볍게 사는 법

그런데 인공적으로 만들어진 단백질 파우더와 아미노산 보충제는 급격하게 체내에 흡수되어 신장이 여과해야 할 양이 늘어나면서 신장에 부담을 줄 수 있습니다. 특히 신장은 나빠지더라도 바로 표시가 나는 장기가 아닙니다. 서서히 소리 없이 나빠지다가 신장의 기능이 떨어진 것을 발견했을 때는 이미 되돌리기 힘든 경우가 많습니다. 하지만 생선이나 고기, 두부처럼 자연 상태의 단백질 음식을 섭취하면 단백질량이 많아지더라도 소화되고 흡수되는 데 3시간 이상 소요되므로 신장이 나빠지는 것을 예방할 수 있습니다.

소식 vs 저칼로리

소식은 면역력을 높이고 염증을 줄이는 장수의 비결입니다. 하지만 저칼로리 식단은 다이어트를 실패로 이끄는 요인입니다. 모순처럼 느껴지나요? 소식하는 것과 칼로리를 줄여서 먹는 것은 엄연히 다른 개념입니다. 소화가 잘되어야 살도 잘 빠집니다. 간혹 속이 항상 더부룩하면 배가 고프지 않으니 좋아하는 분들이 있습니다. 하지만 그렇지 않습니다. 평소에 더부룩함을 자주 느끼고 소화가 잘되지 않을수록 제때 포만감을 느끼지 못할 가능성이 높습니다. 그러니 과식하기 쉽고 이로 인해 소화가 또 잘되지 않고 배부름을 적절하게 느끼지 못하는 악순환이 반복됩니다.

그래서 음식을 먹을 땐 식사에 집중하면서 배가 완전히 부른 상태가 되기 전에 식사를 마쳐 소식하는 것이 좋습니다. 소식을 하면 소화 기관의 부담을 줄이고 호르몬 분비 조절 능력도 향상시킬 수 있습니다. 또 이런 이유로 소화가 잘되는 음식을 먹는 것이 좋습니다. 체질에 잘 맞는 음식들은 내 몸에서 소화와 흡수, 대사가 쉽게 되는 음식들로 몸에 주는 부담을 줄일 수 있습니다.

다만, 소식을 할 때 칼로리가 기준이 되어서는 안 됩니다. 섭취할 칼로리를 제한하고 먹는 양을 줄여 먹는 저칼로리 식단과 차이점이 이것입니다. 소식을 할 때에도 내가 스스로 느끼는 포만감이 기준이 되어야 합니다. 미리 먹을 양을 덜어 두고 먹었더라도 아직도 계속 허기진다면 더 먹는 것이 좋습니다. 내 몸이 소모하는 칼로리는 매일 매시간 달라지며 그에 따라 내 몸의 포만 중추가 먹을 양을 결정합니다. 포만감을 느낄 만큼 먹되 100%까지 채우지 않고 80~90%에서 멈춘다고 생각하면 됩니다. 단, 100%가 되기 전에 멈출 수 있으려면 천천히 여러 번 씹으면서 먹어야 합니다.

영원히 가볍게 사는 법

체중계에 자주 오를수록
체중이 오를 수 있다

'오늘 아침에는 57kg였는데 저녁에 재니 58.5kg이네', '어째서 어제보다 오늘 1kg 더 늘어난 거지?'라는 생각을 하루에 한 번 이상 하고 있다면 이제 그만 체중계에서 내려오세요.

체중계의 숫자가 나에게 스트레스를 준다

체중계에 오를 때마다 kg과 g에 연연하면 스트레스도 늘어갑니다. 스트레스는 복부지방과 내장 지방의 원인입니다. 스트레스를 받으면 코르티솔의 분비가 많아져서 식욕이 늘고 특히 빵이나 단 음료처럼 정제된 탄수화물이 특히 먹고 싶어집니다. 그래서 많은 사람들이 살을 빼야겠다고 다짐한 순간부터 오히려 식욕이 더 느는 것입니다. 또한 스트레스가 늘면 지방 세포가 분해되는 양이 줄어들고 체내 지방의 양이 늘어납니다. 체중계에 오르며 '아직 XXkg이라니, ○○kg까지 가려면 한참 남았잖아'라고 생각할수록 몸은 지방을 늘리고 있는 셈입니다.

체중보다 이것을 체크하라

그럼 어떻게 해야 할까요? 우선 숫자에서 멀어지는 것이 좋습니다. 대신에 내가 스스로에게 약속한 사항을 체크하세요. 커피 믹스 끊기, 아침에 야채 챙겨 먹기, 퇴근할 때 한 정거장 앞에서 내려서 걸어가기와 같은 약속들을 했다면 매일 이것을 얼마나 지켰는지 살펴보는 것입니다. 그리고 하루 동안 내가 약속한 바를 잘 지켰다면 달력에 '참 잘했어요' 도장을 찍거나 실천한 사항에 내가 좋아하는 색깔의 펜으로 크게 동그라미를 그리는 것처럼 스스로를 칭찬하고 성취감을 느낄 수 있는 행위를 하면 동기부여에 도움이 됩니다. 매일 매의 눈으로 체중계의 숫자를 노려보더라도 체중을 내릴 수 없습니다. 하지만 매일 건강한 다이어트를 위해 나와 한 약속을 실천하면 체중이 내려갈 수밖에 없습니다.

똑똑하게 체중 재는 법

그렇다고 해서 체중을 아예 재지 않을 수는 없습니다. 건강한 다이어트가 잘 진행되고 있는지 확인은 해야 하니까요. 체중계에는 일주일에 딱 한두 번만, 정해진 날과 정해진 시간에 오르는 것이 좋습니다. 아침에 일어나자마자 공복에, 소변을 본 이후에 재는 것이 가장 정확한 체중입니다. 특히나 생체전기저항을 이용하는 체성분 분석기기는 수분을 이용합니다. 그래서 물 같은 액체를 섭취하고 난 뒤에 재거나 땀을 많이 흘린 직후, 여성의 경우 생리 기간, 술을 마신 뒤에 재면 오차가 생길 수 있습니다.

영원히 가볍게 사는 법

피하 지방의 양을 측정할 땐 캘리퍼를 이용하는 것이 더 정확할 수 있습니다. 캘리퍼는 집게처럼 생긴 도구인데, 특히 복부 지방의 두께를 잴 때 많이 사용합니다. 캘리퍼는 신뢰도가 높아 연구 목적으로도 자주 이용됩니다.

줄자를 사용할 수도 있습니다. 복부 비만 정도를 가늠할 때 쓰이는 지표는 체중이 아니라 '허리-엉덩이 비율Waist-to-hip ratio, WHR'입니다. 또 허리-엉덩이 비율은 건강 지표로도 쓰입니다. 똑바로 선 상태에서 숨을 내쉬고 배꼽 바로 위 허리둘레를 잽니다. 그리고 마찬가지로 똑바로 선 상태에서 가장 튀어나온 부분으로 엉덩이둘레를 잽니다. 이렇게 잰 허리둘레를 엉덩이둘레로 나눴을 때 비율이 허리-엉덩이 비율입니다. 세계보건기구는 여성은 0.85 이하, 남성은 0.9 이하로 유지하는 것을 권장하고 있습니다.

이런 사이즈 측정은 체중보다 더 중요한 건강 지표이자 체중 관리 지표가 될 수 있습니다. 특히 체중은 변화가 없는데 사이즈가 줄어들 수 있습니다. 이런 경우에도 건강한 다이어트가 잘 되고 있다고 볼 수 있습니다. 하지만 사이즈도 너무 자주 측정하면 스트레스의 요인이 될 수 있습니다.

밥 먹고 2시간 뒤에 배고픈 것,
정상인가요?

식욕 조절에 너무 집중하다 보면 배고픔을 느끼는 것 자체가 잘못된 것처럼 여기기도 합니다. 그렇지만 우리가 배고픔을 느끼고 식욕을 느끼는 것은 우리 몸에 꼭 필요한 현상입니다. 배고픔을 느끼지 못하면 적절한 타이밍에 에너지 섭취를 하지 못합니다. 다만 배고픔 신호가 왔을 때 이것이 진짜 배고픔인지 아니면 가짜 배고픔인지 잘 판단하고 대처하는 것이 중요합니다.

음식이 소화되는 데 걸리는 시간

도넛을 입에 넣고 씹어서 삼키면 식도를 거쳐서 위장에 도달하기까지 단 7초밖에 걸리지 않습니다. 음식을 씹는 과정에서부터 잘게 부수고 침의 아밀라아제로 다당류를 분해하는 소화 과정이 시작됩니다. 식도는 음식물이 지나가는 통로일 뿐, 별다른 소화 기능은 없습니다. 그래서 입에서 소화시키는 과정이 짧을수록, 즉 음식을 급하게 먹을수록 소화되기 어려운 형태로 위장 속으로 더 빨리 들어가기 때문에 쉽게 더부룩해집니다. 위장으로 음식이 들어가면 위장 내 주름 벽에서 위액이 분비되어 음식물을 소화시키기 시작합니다. 약 1.5L 정도의 크기의 위장이 꿈틀거리면서 안에 있는 음식물을 위액과 함께 꾹꾹 누르고 비틀어 죽과 같은 형태로 만듭니다. 이렇게 위장에서 소화시키는 과정은 짧게 2시간에서 길면 6시간까지 걸립니다.

음식물이 위장에서 소장으로 내려가면 또다시 소화되고 영양분이 흡수되는 과정을 거치게 됩니다. 약 7m 길이의 소장을 통과하는 데 7시간 그리고 마지막으로 대장에서 수분까지 다 빨아들이는 데 장장 10시간의 긴 여정이 남아 있습니다. 그렇지만 음식물이 일단 위장에서 소장으로 내려가고 나면 위장이 '공복' 상태가 되면서 이때부터 위장은 뇌로 다음 음식물을 받아들일 수 있다는 신호를 보냅니다. 그래서 식사 후 약 2시간이 지나면 뇌가 식욕을 느끼는 것은 정상적인 반응입니다.

틈만 나면 배고픈 이유

우리 몸은 반드시 에너지가 부족할 때만 배고픔 신호를 보내는 것이 아닙니다. 여분의 에너지를 비축하기 위해서 기회만 된다면 배고픔 신호를 보냅니다. 갑자기 먹을 것이 사라진 환경에서도 살아남기 위해 우리의 몸이 원시 시대 때부터 쭉 가져온 생존 본능입니다. 모틸린Motilin이라는 호르몬은 공복일 때 1시간 반에서 2시간 간격으로 위장이 꼬르륵 소리를 내게 만들어 우리가 배고픔을 느끼게 합니다. 그렐린Ghrelin이라는 호르몬도 식욕을 느끼게 하는 호르몬으로 공복 상태일 때 분비되어 뇌가 배고픔을 인지하게 만듭니다. 원시 시대에는 이런 신호들이 오더라도 사냥을 하거나 채집을 하면서 정말 식사를 하기까지 한참 동안의 시간이 걸렸습니다. 하지만 지금은 배고프지 않을 때조차 식욕을 자극하는 것들이 넘쳐나는 세상에 우리는 무방비로 노출되어 있습니다. 그래서 배고픔 신호를 느끼면 단 3초 안에도 음식을 섭취할 수 있습니다.

사실 인류가 이렇게 풍요롭게 음식을 보관하고 손쉽게 음식을 구하게 된 것이 그리 오래되지 않았습니다. 그래서 우리 몸은 에너지가 부족해져서 위급한 상황이 되는 것에 대비하는 능력이 더 발달되어 있습니다. 배부름보다는 배고픔을 더 강하게 느끼고, 허기짐에 더 예민하게 반응해서 음식을 섭취할 수 있는 기회가 왔을 때 쉽게 지나치지 못하게 만들어져 있습니다. 그래서 건강을 지키고 비만이 되지 않게 예방하기 위해서는 배고픔이 느껴질 때마다 본능적으로 행동하기보다 이성적으로 판단해야 합니다.

필요할 때만 배고픔을 느끼려면

특히 우리 몸이 지금 당장 열량이 부족한 것이 아닌데 배고픔 신호를 보내는 경우들이 있습니다. 스트레스가 많을 때, 수면이 부족할 때 그리고 술을 마신 뒤입니다. 그리고 간혹 수분 섭취가 필요할 때 배고픈 것처럼 착각하기도 합니다. 이런 상황은 갑자기 탈수가 생겼을 때보다 만성적으로 오랜 기간 동안 1~2% 정도로 약간의 수분이 부족한 상태로 지속될 때 발생합니다. 평소에 물을 잘 마시지 않거나 카페인 섭취가 많은 사람일수록 수분 부족으로 인한 식욕이 잘 생깁니다.

또한 아침을 먹지 않으면 점심 때 더 크게 배고픔을 느끼는 경향이 있습니다. 그리고 건강한 음식들을 자주 먹을수록 건강하지 않은 음

　　　　　　　　　　　　　영원히 가볍게 사는 법

식들을 위주로 먹을 때보다 뇌가 배고픔을 더 잘 조절합니다. 혈당을 빠르게 올리는 음식들을 즐겨 먹을수록 배가 고플 때 이성적으로 판단하기 어렵습니다.

그래서 배고픈 감각에 잘 대처하려면 평소에 건강한 음식으로 식사하는 습관을 들이는 것이 좋습니다. 아침 9시경부터 저녁 7시경 내에 식사를 하는 것이 좋고, 아침 식사를 포함하여 규칙적으로 식사하는 것이 과식하는 것을 방지할 수 있습니다. 혈당을 빠르게 올리는 당질 위주의 식사, 예를 들어서 과일이나 빵으로만 식사를 대체하는 것은 피하는 것이 좋습니다. 그리고 한 끼 식사를 준비할 때는 빨리 포만감이 느껴지게 만드는 식이섬유와 배부름을 오래 지속시키는 단백질, 지방을 포함하여 식단을 구성해야 합니다.

그리고 식사 시간이 아닌데 배가 고프다면 이성적으로 판단해 보아야 합니다. 배고픔이 느껴질 때마다 물을 먼저 마셔 보는 것은 수분 부족으로 인한 가짜 배고픔을 가려낼 수 있는 아주 좋은 방법입니다. 스트레스가 많거나 잠이 부족한 상태라면 식욕이 생길 때 간식을 먹는 대신 산책을 하러 나가거나 짧은 낮잠을 자는 것이 도움이 됩니다. 만약 전날 과음을 했다면 알코올 분해와 간의 피로를 덜어 주기 위해 물 섭취를 충분히 하고 알코올 해독을 돕는 숙취 해소제나 숙취 해소 한약을 복용하면 식욕을 잠재울 수 있습니다.

방 온도만 바꿔도
살이 빠진다

우리가 몸에서 **빼내기** 위해 노력하는 지방은 백색 지방입니다. 백색 지방은 체내의 남는 에너지가 지방으로 저장된 것입니다. 그리고 지방을 저장하는 것이 주된 기능입니다. 또한 지방 조직은 지방을 만들어 내고, 지방을 분해하기도 하며, 지방산을 산화하는 대사 기능도 가지고 있습니다. 그런데 비만인 상태가 되면 이런 대사 기능을 잃게 되고, 이는 곧 호르몬계의 이상을 불러오고 면역 체계를 비정상적으로 만듭니다. 그래서 몸속에 지방이 과도하게 축적되면 고혈압, 당뇨 등의 각종 대사 질환과 혈관 질환을 유발하는 것입니다.

하지만 양을 늘리면 '지방'을 더 뺄 수 있는 '지방'이 있습니다. 바로 갈색 지방입니다. 갈색 지방은 백색 지방과 달리 지방을 태우는 것을 주로 합니다. 말 그대로 갈색을 띠어 갈색 지방이라고 부르는데 포도당을 대사하고 열을 생성하여 지방을 연소하고 추위로부터 몸을 보호합니다. 예전에는 갈색 지방이 신생아와 소동물에게만 있는 것으로 알려져 있었습니다. 하지만 최근 검사 기술이 발달하면서 성인에게도 갈색 지방이 발견되고 또 그 양을 변화시킬 수도 있는 것이 밝혀지면서 갈색 지방이 재조명되고 있습니다.

갈색 지방을 늘려라!

백색 지방은 주로 복부나 옆구리, 허벅지 둘레에 잘 생깁니다. 반면에 갈색 지방은 신생아에게는 견갑골 사이와 쇄골 위, 부신, 심장막, 대동맥, 췌장과 신장 등 기관 주변에 주로 분포하고 성인은 쇄골 위와 양 폐를 구분하는 종격동, 척추뼈 주변에서 볼 수 있습니다. 백색 지방이 갈색 지방으로 바뀌기도 합니다. 그 과정에서 백색 지방과 갈색 지방의 중간 형태인 베이지색 지방이 생기기도 합니다. 갈색 지방은 나이나 성별에 따라 달라지기도 하는데 나이가 어린 여성일수록, 체질량 지수가 낮을수록 갈색 지방이 활성화된다고 알려져 있습니다.

특히 몸을 낮은 온도에 노출시키면 백색 지방을 갈색 지방으로 전환하는 데 도움이 된다고 알려져 있습니다. 한 연구에서는 인체가 추위에 만성적으로 노출되었을 때 갈색 지방에 어떤 영향을 미치는지 알아보았습니다. 연구[21] 방법은 이러했습니다. 건강한 성인들을 대상으로 4개월간 낮 동안에는 평소처럼 일상생활을 하게 하고 밤에는 일정한 온도로 맞춰진 방에서 잠을 자게 했습니다. 한 달마다 방 온도를 19℃, 24℃, 27℃로 다르게 설정하였고 음식은 연구 기관 측에서 똑같이 제공했습니다. 그러면서 영상 검사와 혈액 검사 등을 주기적으로 하여 에너지 대사 변화와 갈색 지방의 양과 활성도를 살펴보았습니다.

그 결과 방 온도를 19℃에 맞추고 잠을 자게 한 한 달간은 갈색 지방의 양과 활동이 약 30~40%나 증가하였다고 합니다. 반면에 방 온도를 27℃에 맞추고 잠을 자게 한 달에는 갈색 지방의 양이 기준치 이하로 떨어졌다고 합니다. 우리 몸은 기온이 24℃ 정도일 때에는 체온 조절을 위해 에너지를 특별히 쓸 필요가 없어집니다. 외부 온도가 26℃ 이상이 되면 체온을 내리기 위해서 그리고 19℃가 되면 체온을 높이기 위하여 에너지를 씁니다. 체온 조절을 위해 온도가 높든 낮든 에너지를 썼지만 19℃로 서늘한 방에서 잠을 잘 때만 갈색 지방의 양이 증가했습니다.

갈색 지방을 늘리는 수면 다이어트 방법

이 실험 결과를 토대로 잠을 자면서 살을 빼는 수면 다이어트를 할 수 있습니다. 특히 사계절이 있는 우리나라에서는 여름에는 실내 온도를 19℃까지 떨어뜨리기 힘들 수 있으나 늦가을부터 겨울, 봄까지는 어려운 일이 아닙니다. 또한 사람이 가장 쾌적하게 잠을 잘 수 있는 온도가 15.6℃~20℃입니다. 그러니 잠을 잘 때 방의 온도를 19℃ 정도로 맞추면 숙면에도 도움이 되면서 난방비도 아끼고 살도 빠지는, 손쉬운 수면 다이어트를 할 수 있습니다.

반면에 아무리 추운 겨울이라고 하더라도 잠을 잘 때 방의 온도가 26℃ 이상이 되면 인체는 체온을 낮추기 위하여 혈관을 확장하고 혈류 순환을 빠르게 하여 숙면을 취하기 어려워집니다. 수면의 질이 떨어지면 낮 동안에 가짜 식욕이 늘어나거나 식사를 할 때 포만감을 느끼는데 시간이 오래 걸리기도 합니다. 게다가 백색 지방을 태워 주는 갈색 지방의 양도 줄어드니 체온 조절에도 취약해지고 살이 찌기 쉬운 몸 상태가 되어 버립니다.

영원히 가볍게 사는 법

3주 완성!
지속 가능한 다이어트 가이드

내 몸을 위한 건강한 다이어트가 어떤 것인지 이해했다면 이제 몸소 실천을 해야 할 때입니다. 앞의 내용을 건너 뛰고 왔어도 괜찮습니다. 지금부터 알려 드리는 3주 완성 지속 가능 다이어트가 당신의 다이어트를 완성시킬 것입니다.

3주 완성!
지속 가능한
다이어트
캘린더

왜 3주인가?

평균적으로 사람들이 새로운 습관을 형성하는 데 소요되는 시간이 3주입니다. 새로운 식단을 시도할 때 그 식단에 적응하는 데도 약 3주의 시간이 걸립니다. 3주 완성 지속 가능 다이어트는 정확히는 조절기 24일과 이후 자유기로 이루어집니다. 한 달마다 반복해서 시도해도 되고 매달 평생 반복해도 좋습니다. 반복할수록 내성이 생기거나 요요 현상이 더 심해지는 다이어트들과는 달리 3주 완성 지속 가능 다이어트는 반복할수록 건강한 생활 습관이 굳혀지고 호르몬 조절 기능이 안정화되고 면역력이 강철같아지기 때문입니다.

3주 완성 지속 가능 다이어트에 본격적으로 들어가기에 앞서 내가 다이어트 기간 동안 성취하고 싶은 목표를 적어 봅니다. 내가 건강해지는 것을 방해하는 요인이 무엇인지 곰곰이 생각해 보고 새롭게 만들고 싶은 건강한 습관을 적어 봅니다.

3주 실천
체크리스트

생체 시계에 맞춰 생활하라

다음 3가지는 꼭 만들어야 하는 습관입니다. 이 습관들은 우리 몸의 신진대사를 증진시키고 노폐물이 쌓이는 것을 막아 주며 가짜 식욕을 줄여서 식욕 조절을 도와줍니다. 우리 몸의 생체 시계에 맞춰 아침, 점심, 저녁을 먹습니다. 인체가 활동을 위해 체온을 높이고 대사 활동을 활발하게 하는 낮 시간, 즉 아침과 점심에 에너지 섭취를 절반 이상 하도록 하고(비율이 높을수록 좋습니다) 휴식을 취하기 위해 체온을 낮추고 대사량을 줄이는 저녁 시간에는 아침과 점심에 섭취한 에너지보다 줄여서 섭취합니다. 그리고 밤에는 7~8시간 정도 수면을 취하여 우리 몸에 충분한 휴식 시간을 줘야 합니다. 이 휴식 시간에도 사실 몸은 멈추지 않습니다. 세포들을 재정비하고 기능을 증진시키며 몸에 나쁜 것들을 없애는 청소를 합니다.

식사는 정해진 시간과 장소에서 하라

식사 시간은 정해 두는 것이 좋습니다. 식사 시간의 간격은 3~5시간 정도가 적당합니다. 음식을 먹는 장소도 정해 두는 것이 좋습니다. 단, 물을 포함하여 카페인이 없는 차 종류는 수시로 마셔도 됩니다. 마지막 식사는 잠자리에 들기 최소한 3시간 전에 마치도록 합니다.

물 섭취를 충분히 하라

하루에 마실 물의 양을 정해 두고 충분히 마십니다. 사람마다 필요한 수분 섭취량이 다르지만 대략적으로 키와 몸무게를 더하고 거기에서 100을 나눈 숫자가 내가 하루 동안에 섭취해야 하는 물의 양입니다. 예를 들어, 키가 165cm이고 체중이 65kg 나가는 사람이라면 하루에 2.3리터의 물을 마셔야 합니다. 만약 카페인이 없는 차나 주스, 국물을 잘 마시지 않는다면 물 한 컵이 250ml라고 했을 때 대략 하루에 10잔 정도의 물을 마셔야 합니다.

Day 1~3: 비우기

조절기의 첫 3일은 몸을 가볍게 만드는 비우기 기간입니다. 혈당이 오르내리는 파도를 안정적으로 만들고 인슐린에 대한 감수성을 높여 식욕 조절 기능을 향상시키는 기간이기도 합니다. 그래서 3일 비우기를 하고 난 뒤에는 식사를 할 때 포만감이 빠르게 들어 소위 '위장이 줄어든 느낌'이 들게 됩니다.

비우기 지침

혈당을 빠르게 올리는 탄수화물을 제한합니다. 밥, 빵, 떡, 면, 콩류, 오트밀, 과일, 단 음료수 등이 여기에 해당합니다. 유제품과 전분이 많은 고구마, 감자, 단호박도 피하는 것이 좋고 가능하다면 두유, 아몬드 우유, 귀리 우유, 견과류도 섭취를 삼갑니다. 대신 당도가 높지 않으면서 식이섬유가 풍부한 채소(배추, 상추, 양배추, 아스파라거스, 콩나물 등)와 동물성 단백질(계란, 생선, 조개, 새우, 고기, 오징어 등)을 1:1 비율로 섭취하면서 몸에 좋은 지방 음식(엑스트라 버진 올리브 오일, 아보카도 오일, 아보카도, 기 버터, 유지방 함량이 99% 이상인 목초를 먹인 소의 젖으로 만든 유기농 버터 등)을 매 끼니에 1~2큰술 이상 섭취하는 것이 좋습니다.

비건이라면 동물성 단백질 대신 두부와 콩류 같은 식물성 단백질로 섭취 가능합니다. 그리고 아침에 식사를 하지 않았던 사람이라면 아침 시간에 오일이나 버터를 활용하면 낮 시간에 섭취하는 에너지양을 크게 늘릴 수 있습니다. 커피에 버터만 넣어서 유사 방탄 커피를 만들거나 체질에 맞는 야채를 갈아서 만든 주스에 올리브오일을 추가하면 아침에도 간단하게 충분한 양의 에너지를 섭취할 수 있습니다.

> **Tip.** 탄수화물 제한이 너무 힘겹다면 매 끼니에 밥을 한 숟갈씩 섭취할 수 있습니다. 대신 채소와 단백질, 지방 음식을 먹다가 마지막쯤에 밥을 먹는 것이 좋습니다. 식사를 할 땐 소금이나 젓갈, 된장 등으로 간을 하거나 장을 찍어 먹어서 나트륨 섭취를 적절히 하는 것이 좋고 체질에 맞다면 고추, 파, 양파, 겨자, 후추, 마늘 등의 향신료도 사용할 수 있습니다. 가공되어 만들어져 나오는 방탄 커피는 권하지 않습니다.

잠깐! 저염식을 해야 하는 것 아닌가요?

염분을 줄이려고 음식에 간을 하나도 하지 않거나 소스 없이 식사를 하는 경우가 있습니다. 하지만 나트륨은 몸에 꼭 필요합니다. 혈중 나트륨 농도가 너무 낮아지면 메스꺼움이나 어지러움, 구토 등이 생길 수 있고, 심장에도 무리가 됩니다. 또한 나트륨 섭취가 너무 적으면 오히려 이상 지질 혈증을 유발하기도 하고 물 섭취량을 늘리기 쉽지 않아 노폐물 배출이 도리어 안 되기도 합니다. 다이어트를 할 때에는 외식을 피하고 반찬이나 찌개, 조림 등의 섭취를 줄이고 식재료들을 간단하게 조리해서 먹는 경우가 많은데

이 정도로도 나트륨 섭취량이 평소보다 훨씬 줄어들게 됩니다. 이때 음식에 간까지 하지 않으면 나트륨 섭취가 부족해지기 쉽습니다.

음식에 간을 할 때에는 간장보다는 소금이 좋습니다. 그 이유는 산분해 간장 혹은 혼합간장을 많이 먹으면 건강에 좋지 않기 때문입니다. 20여 년 전에 '간장 파동'이 있은 뒤로는 문제가 되었던 시중에 판매되는 간장의 3-MCPD 양이 많이 줄었다고는 하지만, 여전히 3-MCPD는 발암 가능 물질로 분류되고 있고 신경독성이나 신장독성 등을 가지고 있다고 알려져 있습니다. 물론 소금도 너무 많이 먹으면 안 되지만 적당히 사용하면 다이어트 음식도 맛있어지고 저나트륨 혈증도 예방할 수 있습니다.

Day 4~10: 1주기_ 음식 중독 탈출기

3일 비우기가 끝난 첫 1주는 탄수화물 섭취를 시작하는 동시에 음식 중독에서부터 헤어 나오는 기간입니다. 탄수화물을 제한하는 3일을 지내보면 내가 그동안 얼마나 당분에 의존했는지 깨달을 수 있습니다. 당분에 의존하는 몸일수록 탄수화물을 제한하는 것이 힘들게 느껴지고 어지러움, 무기력증, 메스꺼움이 생기기도 합니다. 그리고 탄수화물을 먹기 시작할 때 내가 그동안 중독되어 있던 음식이 가장 먼저 생각나기 때문에 어떤 음식에 의존적이었는지도 알 수 있습니다.

그렇다고 탄수화물을 평생 먹지 않을 수 없습니다. 탄수화물은 우리 몸에 꼭 필요한 영양 성분이기 때문입니다. 그래서 몸에 무리가 가지 않도록 4일째부터는 탄수화물을 섭취하되 음식 중독도 동시에 해결할 수 있어야 합니다.

1주기 지침

아침과 저녁은 탄수화물을 제한하는 식단을 유지하고 점심은 비우기 기간 동안의 식단에 탄수화물을 더해서 먹습니다. 그동안 제한했던 밥, 빵, 면, 떡, 단호박, 고구마, 유제품, 과일, 견과류 등이 모두 허용됩니다. 대신 '야채 : 단백질 : 탄수화물 = 1:1:1/2 비율'로 섭취하고 마찬가지로 몸에 좋은 지방을 더해서 먹습니다. 단, 치즈와 유제품은 적게 먹을수록 좋고 당도가 높은 과일은 3주 다이어트 기간 동안 계속 제한했을 때 효과가 더 좋을 수 있습니다.

1주기에 주스 다이어트를 시작할 수 있습니다. 체질에 잘 맞는 신선한 주스를 직접 갈아서 만들어 마시면 항산화 성분이 많은 야채 섭취와 물 섭취를 쉽게 늘릴 수 있는 장점이 있습니다. 부종과 염증, 지방 간을 줄일 수 있기도 합니다. 주스를 만들 때 당도가 낮은 야채를 2~3가지 이상으로 조합하면 좋고 당도가 높은 과일이라도 야채의 총량의 절반 정도로 넣을 수 있습니다. 재료들이 잘 갈리도록 물을 충분히 넣고 갈아서 만듭니다. (주스 다이어트와 관련된 내용은 2장 '주스를 통한 건강한 생활 변화'에서 볼 수 있습니다.)

> **Tip.** 1주기부터는 점심에 백반이나 햄버거, 파스타와 같은 일반적인 식사를 할 수 있습니다. 대신 야채와 단백질 섭취를 먼저 하다가 식사를 절반 이상 했을 때부터 탄수화물 섭취를 함께 시작하면 좋습니다. 일반적으로 점심 식사는 외식이 되는 경우가 많은데 외식을 할 때는 단백질원은 비교적 찾기 쉬우나 야채 섭취를 충분히 하기 어려운 경우가 많습니다. 그래서 오이나 당근, 셀러리와 같은 야채 스틱이나 상추, 알 배추와 같은 쌈 채소를 도시락으로 따로 준비하면 좋고 주스를 만들어 텀블러에 담아서 들고 나가 점심 식사 전에 마시면 야채 : 단백질 : 탄수화물 = 1:1:1/2 비율을 지키기 쉬워집니다.

Day 11~18: 2주기_ 지방 연소 촉진기

지속 가능한 다이어트를 시작하고 열흘이 지난 지금은 호르몬의 분비 방향성이 이전과 완전히 달라져 있을 것입니다. 불필요한 지방은 태워 없애는 쪽으로 말입니다. 이제 체내 지방이 더 본격적으로 연소될 수 있게 활동량을 늘려 노폐물은 더 빠르게 배출될 수 있게 도와줄 시기입니다.

단, 명심해야 할 것이 있습니다. 칼로리를 태우라는 뜻이 아닙니다. 아무리 좋은 안마 의자 위에 누워도, 내 몸을 직접 움직여서 순환을 시키는 것보다 효과적일 수 없습니다. 우리 몸에 있는 360개의 관절과 600개 이상의 근육을 직접 움직여서 근육 사이를 지나는 림프와 혈액의 순환을 촉진시키고 성장 호르몬과 성호르몬을 비롯한 몸에 좋은 호르몬 분비를 촉진시키기 위해 하는 것입니다.

2주기 지침

식단은 1주기와 똑같이 유지합니다. 가벼워진 몸으로 활동을 늘릴 수 있게 노력합니다.

오랫동안 앉아서 지내면 자세가 무너져 통증을 유발하고 인슐린 저항성이 생기고 심장에 부담이 돼서 심뇌혈관 질환의 위험도가 높아집니다. 앉아 있는 시간이 길다면 30분에 한 번씩은 일어나서 움직입니다. 30분마다 움직이는 것이 눈치 보인다면 적어도 50분에 한 번씩은 일어나 바람을 쐬러 나가거나 화장실이라도 가는 것이 좋습니다. 학교에 1교시, 2교시가 있고 쉬는 시간이 있는 이유가 이 때문입니다.

매일 생활 속에서 활동량을 늘릴 수 있는 방안을 모색합니다. 하루에 계단을 5층씩 오르기만 해도 치매, 뇌졸중과 같은 혈관 질환의 위험도를 낮출 수 있습니다. 퇴근을 할 때 한 두 정거장 미리 내려 걸어가는 방법도 있고, 식사 후에 산책을 하는 방법도 있습니다. 특히 식사를 하고 30분에서 1시간이 지난 뒤에 몸을 움직이면 혈당 조절에 도움이 됩니다.

조금 더 본격적인 운동도 할 수 있습니다. 단, 운동을 새롭게 시작한다면 평생 할 수 있는 것으로 선택하는 것이 좋습니다. 다이어트를 할 때 자연스럽게 헬스 PT를 먼저 등록하는 사람들이 있습니다. 헬스 PT를 좋아하는 사람이라면 다이어트 기간이 아니더라도 계속할 테니 상관없습니다. 하지만 다이어트를 위해 억지로 헬스장에 가는 사람이라면 권하지 않습니다. 즐겁게 평생 할 수 있는 운동을 찾아보세요. 단, 여러 명이 모여야 할 수 있는 운동(야구나 축구, 골프)은 게임일 뿐입니다. 수영이나 러닝처럼 일주일에 두세 번 혼자서도 규칙적으로 할 수 있고, 심장과 폐를 단련시킬 수 있는 운동을 권합니다. (4장 '운동을 하는데 살이 더 찌는 원인은?'을 참고하세요.)

> **Tip.** 운동의 강도는 반드시 본인의 건강 상태에 맞춰서 정해야 합니다. 운동 전에는 몸을 덥히는 웜업을 하고 운동 후에는 스트레칭으로 몸의 정렬을 정돈하면 운동을 할 때 다치는 것을 예방할 수 있습니다.

Day 18~24: 3주기_ 스트레스 감정 조련기

다이어트 3주 차에 접어들면 스트레스 관리가 중요해집니다. 일상적인 스트레스에 더해 다이어트가 스트레스가 되면 절대로 지속 가능한 다이어트가 될 수 없습니다. 스트레스로 인한 감정들을 적절하게 다스릴 수 있고 다이어트로 인한 스트레스가 다이어트를 포기하게 만드는 나쁜 스트레스가 아니라 다이어트에 동기를 부여하는 좋은 스트레스가 될 수 있게 조련하는 방법을 터득해야 합니다.

3주기 지침

2주기까지 하던 식단과 활동량을 유지합니다. 여기에 스트레스를 해소하기 위한 행동을 더 합니다. 일상적인 스트레스를 해소하기 위해 산책을 하거나 취미 생활을 할 수 있습니다. 일기를 쓰거나 글을 쓰는 것처럼 생산적인 콘텐츠를 만드는 것도 스트레스로부터 벗어나는 데 도움이 됩니다. 배꼽을 잡고 웃게 만드는 영상을 볼 수도 있습니다.

다이어트로 인한 스트레스는 긍정적으로 활용하면 오히려 다이어트를 하게 만드는 강력한 동기가 될 수 있습니다. 그중 가장 쉬운 방법은 내가 되고 싶은 사람의 모습을 떠올리는 것입니다. 보통은 다이어트를 하면 체중을 목표로 삼는 경우가 많습니다. 어렸을 때 받아쓰기 점수에 스트레스를 받았던 것처럼 숫자는 쉽게 스트레스가 됩니다. 대신에 자기 관리를 잘하면서 탄탄한 몸을 가진 멋진 남성 혹은 여성이 된 나의 모습을 구체적으로 상상해 보세요. 그것을 매일 떠올리면 그리고 내가 그런 사람이 되고 있다고 생각하면 다이어트의 과정이 즐거워집니다. (4장 '마음이 충반해지는 식사 vs 감정에 휘둘린 식사'도 꼭 다시 읽어 보세요.)

Day 25~: 자유기_ 3주 지속 가능한 다이어트가 완성된 이후

24일간 수고하셨습니다. 지금쯤 당신은 진정한 다이어트 마스터가 되어 있을 것입니다. 25일째부터는 자유기에 들어갑니다. 자유기는 내가 특별한 노력을 기울이지 않아도 건강한 몸 상태를 유지할 수 있는 자유로운 몸이 된 시기입니다. '특별한 노력을 기울이지 않는다'라는 것이 예전의 나쁜 습관으로 돌아가는 것을 의미하는 것은 절대 아닙니다. 이미 건강한 습관이 몸에 배어 노력하지 않아도 건강한 생활 방식으로 살아갈 수 있음을 뜻합니다. 자유기를 6~7일 정도 지내고 24일간의 조절기를 다시 시작하는 것을 반복하여도 좋습니다.

자유기 지침

3주 완성 지속 가능 다이어트를 시작하기에 앞서 본인이 세운 목표와 공통적으로 따라야 하는 3가지 지침은 계속 지키려고 노력합니다.

탄수화물 섭취는 더 늘려도 좋습니다. 대신 탄수화물 위주의 식단이 되지 않게 늘 주의합니다. 앞에서도 언급했듯이 야채와 단백질, 지방을 포함하여 늘 골고루 먹는 것이 중요합니다. 기초적인 부분을 이야기하기 위해 미국 보건복지부에서 권장하는 섭취 권장량을 그대로 가져와 g으로 말씀드리기는 했으나, 사람마다 하루에 섭취할 에너지양이 다르므로 야채 : 단백질 : 탄수화물 = 1:1:1 혹은 1:1:1/2 비율로 먹으면서 여기에 지방 음식을 더하여 섭취하려고 노력하면 됩니다. 조절기와 달리 아침과 저녁에도 탄수화물 음식을 먹을 수 있습니다.

활동량을 늘린 습관은 그대로 이어가는 것이 좋습니다. 단, 새롭게 운동을 시작한 것은 자유기 6~7일간 쉴 수 있습니다. 여행이나 건강 상태에 따라 운동을 쉬는 기간이 길어질 수도 있을 것입니다. 하지만 운동의 양을 급격하게 늘려 체중을 감량한 것이 아니기 때문에 운동을 잠시 쉬더라도 이로 인해 요요 현상이 생기지 않습니다. 잠시 몸이 부은 느낌이 들더라도 운동을 다시 시작하면 금방 순환이 잘 되는 몸 상태로 돌아갈 것입니다.

스트레스 관리 역시 계속 이어나가야 할 습관입니다. 특히 내가 꿈꾸고 이룬 모습을 잊지 마시기를 바랍니다. 가벼워지고 활력이 생긴

영원히 가볍게 사는 법

나의 몸 상태를 매일 생생하게 느끼고 인지하려고 하고 나 자신에게 항상 감사하고 칭찬하세요. 그러면 3주 완성 지속 가능한 다이어트가 끝난 이후에도 더욱 건강해질 것입니다.

다이어트 신약,
비만의 해결책이 될 수 있을까?

다이어트 신약은 언제나 세상을 떠들썩하게 만듭니다. 세마글루타이드 성분의 위고비도 그렇고 이전에 같은 성분의 삭센다가 있었고 성분은 다르지만 리덕틸이나 펜터민도 있었습니다. 하지만 이런 비만 치료제는 부작용이 있을 수밖에 없습니다. 출시 당시에는 부작용이 크게 없어 승인이 되었다가 임상적으로 널리 사용되면서 뒤늦게 치명적인 부작용이 발견되어 사용이 금지되기도 합니다.

위고비의 세마글루타이드 성분은 제2형 당뇨병 치료에 사용되는 GLP-1 수용체 작용제입니다. 인슐린 분비를 촉진하여 혈당을 낮추는 효능이 있지만, 식욕을 줄이는 효과도 있습니다. 이런 약들의 가장 흔한 부작용은 메스꺼움, 복통, 설사, 구역감, 변비입니다. 하지만 췌장염, 우울증 그리고 갑상선 암과 같은 치명적인 부작용도 있습니다.

그리고 약의 내성이 없는 편이라고 하더라도 우리 몸의 인슐린 조절 기능이 저하되면서 스스로 체중을 조절하는 능력이 떨어지거나

영원히 가볍게 사는 법

더 이상 약효가 나지 않을 가능성도 있습니다. 이런 사항과 관련해서는 해외에서도 갑론을박이 이어지고 있는 상황이고 결국 시간이 지나면서 임상 사례가 쌓이는 것을 지켜볼 수밖에 없는 부분이 있습니다.

다이어트 시술로
다이어트가 가능할까?

'가장 쉽고 빠르게 다이어트 하는 방법'이라고 하면 지방 흡입 수술을 떠올리는 경우가 많습니다. 내 몸의 지방을 한 번의 수술로 다 빼낼 수 있다면 누구든지 다 하고 싶을 텐데 말입니다. 하지만 지방 흡입 수술은 피부 표면이 울퉁불퉁해지거나 혈전으로 사망할 수 있는 위험성을 차치하고서도 약점들이 있습니다. 우선 지방 흡입 수술로는 피하 지방은 없앨 수 있지만 내장 지방은 빼낼 수 없습니다. 그리고 살이 찌는 원인을 해결할 수 없습니다. 위험성 때문에 흡입량을 무작정 늘릴 수 없는 것도 단점입니다. 게다가 지방을 흡입한 부위 대신 다른 부위에 살이 찌면서 체형이 변하기도 합니다.

지방 분해 주사는 어떨까요? 지방 흡입 수술과 마찬가지로 피하 지방만 줄일 수 있고 비만의 원인을 해결할 수 없습니다. 피부가 우글거리거나 패이기도 하고 괴사가 생길 수도 있습니다. 메스꺼움, 구역감, 두통, 부정 출혈이 생기기도 합니다.

영원히 가볍게 사는 법

한방에서는 비만에 한약제제로 만든 약침 시술을 하기도 합니다. 산삼이나 웅담, 우황, 사향, 영지 등의 약재로 만든 약침이 여러 연구상[22] 사이즈 감소와 체지방 감량에 효과적이라고 밝혀져 있습니다. 이런 약재들은 본래 몸의 염증과 산화 물질을 줄이는 효능을 갖고 있으므로 약침으로 사용되어도 부작용이 거의 없는 것이 큰 장점입니다.

하지만 이런 시술들만으로 다이어트를 할 수는 없습니다. 군살을 제거하고 체중 감량을 보조할 수는 있지만, 결국 식습관을 비롯한 생활 습관 개선을 통해 내 몸의 전반적인 건강 상태를 바꿔야 적정 체지방 양을 유지하고 혈액을 깨끗하게 하고 뇌와 심장, 간, 신장 등 장기를 튼튼하게 할 수 있습니다.

다이어트 한약의 성분은
무엇인가요?

한약으로 다이어트를 하는 분들이 굉장히 많아졌습니다. 다이어트 한약 광고도 쉽게 볼 수 있습니다. 다이어트 한약은 무슨 성분으로 만들어지는 것이기에 다이어트에 도움이 되는 것일까요?

다이어트 한약에 가장 많이 사용되는 약재는 마황麻黃, Ephedrae Herba[23])입니다. 마황에 대해 이미 들은 적이 있거나 마황의 부작용에 대해 접한 적이 있어 진료실에서 약에 마황이 들어가는지 물어보는 분도 있습니다. 마황은 본래 감기에 걸리거나 기침, 천식이 있을 때, 몸이 부을 때, 몸이 지나치게 차가울 때 등의 증상에 오랫동안 사용된 약재였습니다. 그런데 마황의 에페드린 성분이 체중 감소에 효과적이라는 사실이 밝혀지면서 미국에서는 무분별하게 건강 보조 식품으로 사용되기 시작하였습니다. 그러면서 정신 신경계, 자율 신경계, 소화기계 및 심혈관계 부작용이 발견되면서 미국에서 마황이나 에페드린 성분이 식품 첨가물로 사용되는 것이 금지되었습니다.

하지만 이것이 국내에서 전문 의약품으로 사용이 금지되었다는 의미는 아닙니다. 전문 한의사의 처방 하에 적절하게 마황이 사용된 한약은 안전하게 복용할 수 있습니다. 그리고 다이어트 한약에 마황만 들어 가는 경우는 많지 않습니다. 대개 여러 약재와 어우러져 복합 처방으로 만들어지고 마황이 전혀 들어가지 않는 다이어트 한약도 있습니다. 심지어 보양제로 알려진 녹용으로 다이어트 한약을 짓기도 합니다. 사람에 따라 체질이 다르고 살이 찌는 원인이 다르기 때문에 다이어트 한약 처방의 성분도 환자의 체질과 몸 상태에 따라 달라지는 것입니다.

1) 대한비만학회지, C-Reactive Protein과 심혈관 질환의 예방

2) http://moneys.mt.co.kr/news/mwView.php?no=2019010217468098762&code=w0604&VRN

3) 보건정보통계학회지

4) https://www.nytimes.com/2016/05/02/health/biggest-loser-weight-loss.html?_r=0

5) 국민건강영양조사 제9기 1차년도(2022) 결과발표 자료집 https://knhanes.kdca.go.kr/knhanes/sub04/sub04_04_03.do

6) https://health.gov/dietaryguidelines/2015/guidelines/

7) https://www.psychologyunlocked.com/yale-food-addiction-scale/

8) https://health.chosun.com/site/data/html_dir/2023/06/19/2023061901923.html

9) https://www.khidi.or.kr/kps/dhraStat/result6?menuId=MENU01658&year=2020

10) 한국 성인의 채소와 김치 섭취량에 따른 영양상태와 대사 증후군 위험도에 관한 연구: 2010-2011년 국민건강영양조사 자료를 이용하여, 대한지역사회영양학회지 22(6): 507~519, 2017

11) https://health.gov/dietaryguidelines/2015/guidelines/

12) https://www.medicalnewstoday.com/articles/8749#nutrients

13) https://www.health.harvard.edu/staying-healthy/the-right-plant-based-diet-for-you

14) Atkinson FS, Foster-Powell K, Brand-Miller JC: International Tables of Glycemic Index and Glycemic Load Values: 2008. Diabetes Care 31:2281-3, 2008

15) 건강보험심사평가원 웹진 '건강나래' 16년 5월호

16) 증자 둥굴레 추출물의 3T3-L1 지방 세포에서 분화억제 및 지질강하 효과, 大韓本草學會誌 제

29권 제2호(2014년 3월)

17) https://www.moneys.co.kr/article/2023090115371665805

18) https://www.dietdoctor.com/low-carb

19) 음식의 심리학 심리학자가 들려주는 음식에 담긴 42가지 비밀. 멜라니 뮐,디아나 폰 코프

20) Mindfulness Approaches and Weight Loss, Weight Maintenance, and Weight Regain, Carolyn Dunn 외 6, Curr Obes Rep 2018 Mar;7(1):37-49

21) Temperature-acclimated brown adipose tissue modulates insulin sensitivity in humans, Paul Lee, et al., Diabetes, doi: 10.2337/db14-0513, published online 22 June 2014, .

22) 산삼비만약침과 매선요법을 병행한 복부비만 치료의 임상 효과 증례보고신미숙 한방비만학회지 제 13권 제 1호 2013-06-30

온열요법을 결합한 산삼비만약침의 폐경기 복부비만 개선효과: 증례보고유정은 한방비만학회지 제 16권 제 2호 2016

산삼복합약침이 비만세포 및 고지방식이로 비만이 유도된 C57BL/6J Mice에 미치는 항비만 효과김민우, 임형호, 송윤경 韓方再活醫學科學會誌 제 22권 제 2호 2012-04-30

영지약침과 왕뜸 복합치료의 복부비만 개선사례: 증례보고박수아, 이흔주, 백지영, 손경우, 임경태 한방비만학회지 제 16권 제 1호 2016

23) 비만처방에서 마황의 임상활용에 대한 고찰 - 용량, 효과, 부작용 등의 측면에서 Clinical Application of Ma Huang in the Obesity Treatment. 송윤경(경원대학교 한의과대학), 임형호 (경원대학교 한의과대학)

그림 1-1 a, b : 국민건강영양조사 제9기 1차년도(2022년) 자료

그림 1-2 a, b : 국민건강영양조사 제9기 1차년도(2022년) 자료

그림 1-3 : 국민건강영양조사 제9기 1차년도(2022년) 자료

그림 1-4 a, b : 국민건강영양조사 제9기 1차년도(2022년) 자료

그림 1-5 a, b : 국민건강영양조사 제9기 1차년도(2022년) 자료

표 1-1: https://health.gov/dietaryguidelines/2015/guidelines/

표 1-2: https://health.gov/dietaryguidelines/2015/guidelines/

표 1-3: https://health.gov/dietaryguidelines/2015/guidelines/

그림 2-1: 자체 제작

그림 2-2: 자체 제작

그림 2-3: 자체 제작

그림 3-1: https://www.mindbodygreen.com

그림 3-2: https://www.dietdoctor.com/low-carb

그림 3-3: https://www.dietdoctor.com/low-carb

그림 3-4: https://www.dietdoctor.com/low-carb

그림 3-5: https://www.mindbodygreen.com